6万人の患者が改善!

腰痛・肩こり・頭痛を解消

寝るだけ整体

田中 宏

アスコム

手作りの枕を首に当てて
あお向けでただ寝るだけ。
それだけで
全身の痛み、こり、不調が消えました。
正直、驚いています。

54歳　青山恵美さん

寝るだけ整体を
始めて2カ月で
腰痛が軽く
なりました！

70歳　渡瀬佳子さん

before

背骨が曲がって腰痛に。
歩くこともしんどい

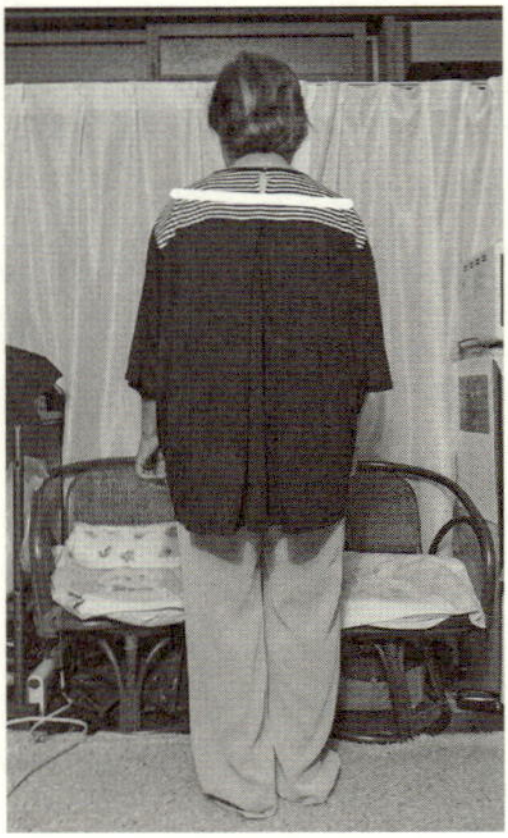

After

痛みが消え、病院に通う必要もなくなりました。背中も以前よりはまっすぐに！

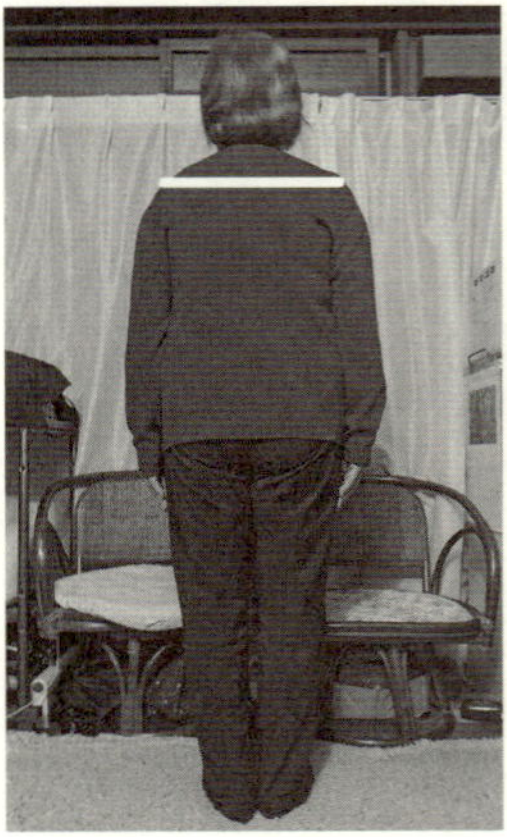

2カ月で
頭痛と首・肩の
こりが消えて、
頭痛薬が
やっと手放せた！
60歳　西田好子さん

before

若いころから何をしても治らない。病院や薬に頼らずなんとかしたい

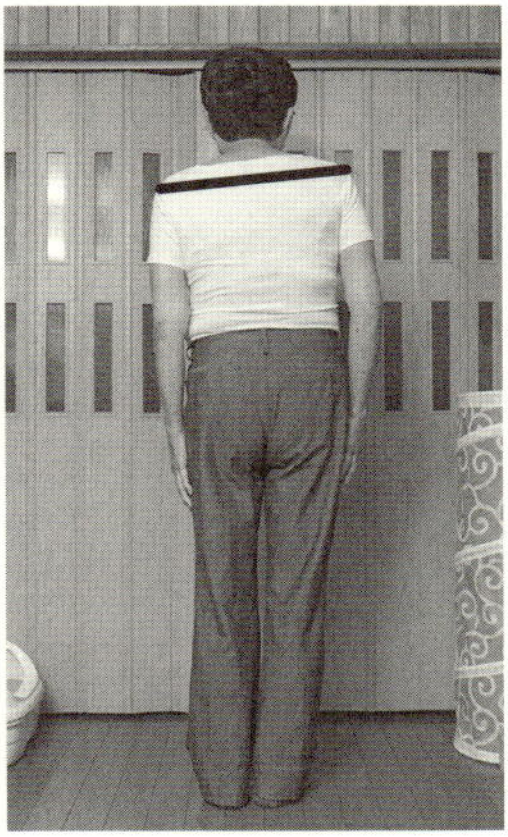

After

寝るだけ整体のおかげで、体のゆがみが解消！悩みも消えてうれしい！

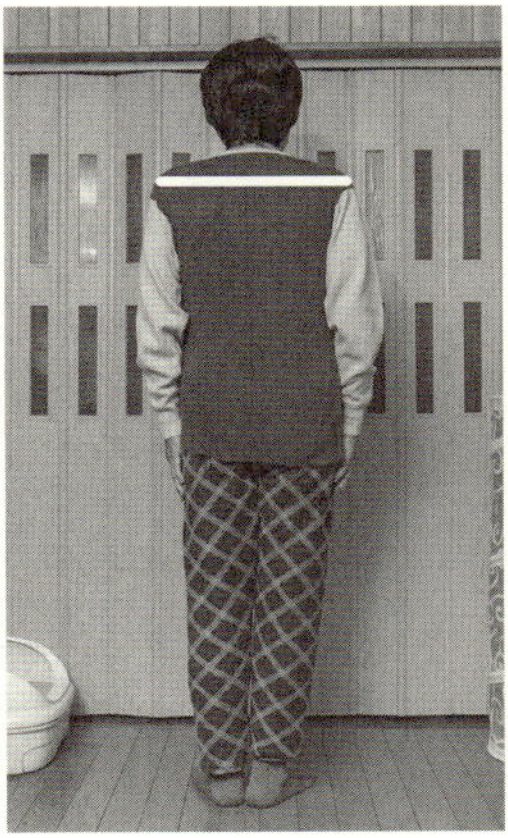

世の中には、実に多くの健康法があふれかえっていますが、

「寝ているだけで全身の不調が消えていく」

と聞いたら、あなたはどう思いますか？

おそらく信じない人が大半でしょう。なんで寝るだけで健康になるんだ、
自分は毎日寝ているけど、腰も痛いし、頭痛もひどいんだよ！
そう思った人は、だまされたと思って、
この本のページをめくってみてください。

このメソッドは、私が長年の施術と研究から導き出したものです。
腰痛、ひざ痛、頭痛、めまい、胃の不調、便秘、生理痛…。
本当に多くの人がこれらの症状に悩んでいます。

歩き方を変えたほうがいい、
ナントカ体操をしたほうがいい…。

いろいろなメソッドが世の中に出ています。
でも、**元来人は、なかなかそういうことが続かないようにできています。**

でも、痛みは早く取ってあげたい。

絶対、誰でも続けられて、
確実に効果が出る方法は何か、
いきついたのがこの「寝るだけ整体」です。

私自身も驚くほど、本当に多くの人に効果が出ています。

「腰痛が改善して、自力で苦労なく歩けるようになった」
「何を試しても消えなかった頑固な肩こりが消えた」
「20代から悩んだ頭痛が消えて、薬が手放せた」
「便通がよくなって、ぽっこりお腹がへこんだ」
「手先の冷えがなくなって、しびれなくなった」

なぜこの方法だと、可能なのでしょうか。
そのポイントは、首と背骨にあります。

仕事でパソコンを使う、料理を作る、本や新聞を読む。これらの行動の共通点は、首を前方に突き出していたり、下を向いていたりすることです。これが、首に負担をかけ、本来首の骨にあるはずの曲線を失わせてしまいます。

この曲線が、体重の約10%の重さがあるといわれる頭の重みを吸収して、バランスをとるしくみになっているのです。
その曲線が損なわれると、背骨にかかる負担に対して、全身の骨や関節が無理にバランスをとろうとします。
その結果、背骨ばかりか骨盤、ひざの骨格、足首など、
全身の関節の痛みを招くことになるのです。

体のゆがみは、骨格に根付く〝くせ〟なので、このくせを
正すことが、いい姿勢を維持する最大の方法なのです。

そこでやっていただきたいのが、「寝るだけ整体」です。
寝ている間に骨や筋肉のゆがみを取り除くことで、
体のゆがんだ部分を修復し、
もとの健康な状態に戻してあげる健康法です。

そもそも、なぜ寝るときがそんなに大切なのでしょうか。
あなたは、正しい姿勢を確認するときに、壁に頭と背中をつけて、胸を張ってまっすぐに立つ、ということを一度はやったことがあると思います。

壁につけた姿勢こそが、人にとって正しい姿勢なのですが、**寝ながらにしてこの正しい姿勢をとることができるのが、寝るだけ整体**なのです。結果的に、1日のうちの3分の1から4分の1の時間、自分の体に正しい姿勢を覚えさせていることになります。つまり、ゆがみを改善するための整体を受けているような状態を保っているわけです。だから、寝るだけで体調が整っていくのです。

寝るだけ整体のやり方は、

「首の下にバスタオルで作った枕を置いて、あお向けで寝る」だけ。

たったそれだけのやり方で、
さまざまな不快症状がみるみる解消していくのです。

枕によって、首の曲線をキープすることで、首にかかる負担をなくし、寝ながら、本来の曲線が自然に元通りになるからです。

本書では、体に最も効果的な「正しい寝方」について、
わかりやすく、自宅でも簡単に、
その日から即座に実行できる方法について紹介しています。
ぜひみなさんも試してみてください。

寝るだけ整体は、こんな悩みに効果があります！

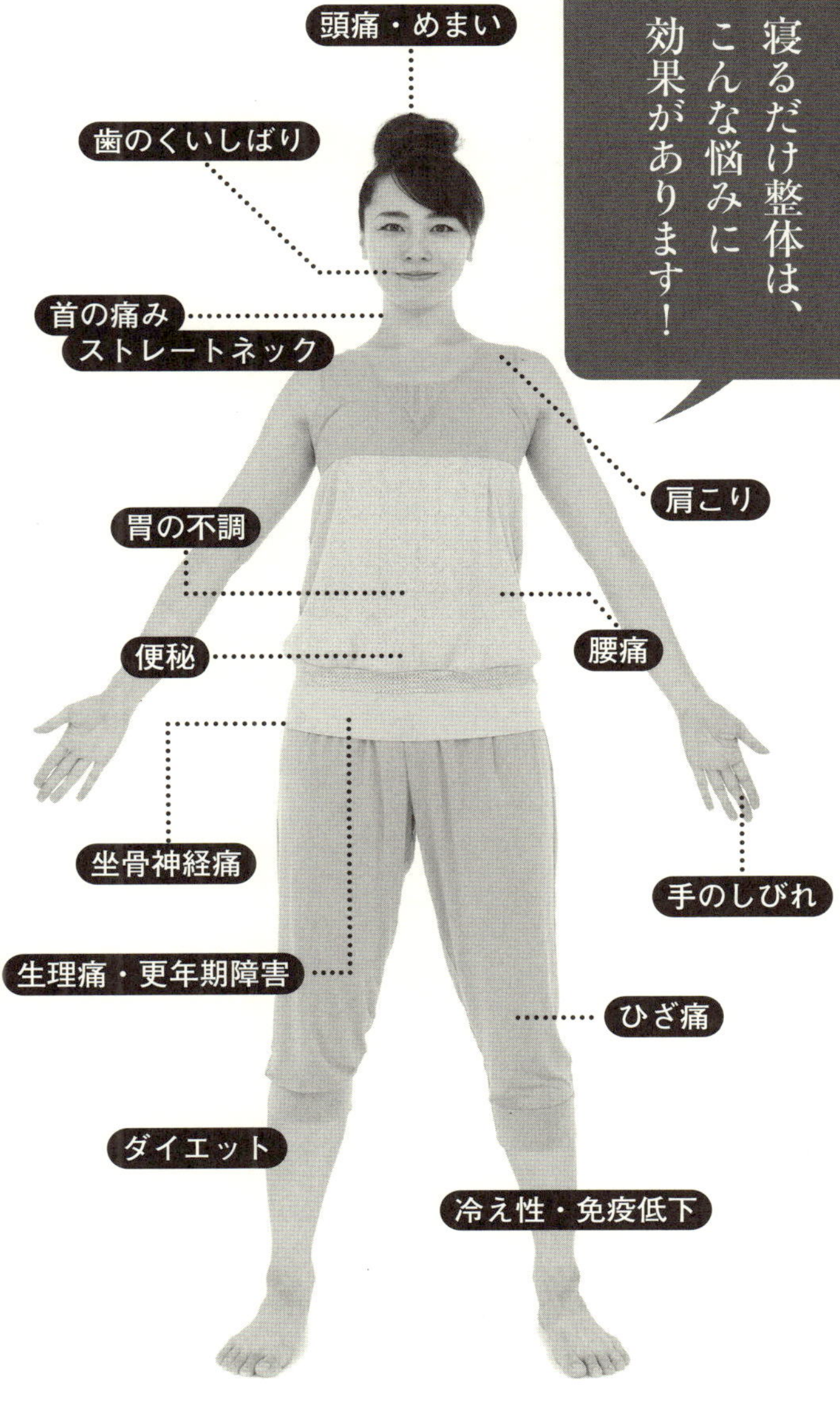

6万人の患者が改善！
腰痛・肩こり・頭痛を解消

寝るだけ整体

目次

PART
1

簡単で即効性も抜群！
ゆがみが消える
寝るだけ整体のやり方

１日の約３分の１は眠って過ごす私たち。この長い時間を丸ごと、体のゆがみをとり、痛みや疲れを回復させるために使えると言ったら驚きますか？　「寝るだけ整体」なら、それが可能！　しかも、いつもの寝方を少し変えるだけと簡単で、お金がかからず、今日からできます。さっそくそのやり方を紹介しましょう。

準備1

寝るだけ整体枕の作り方

家にあるバスタオルで、1分もかからずにできてしまう枕です！　この枕があると、寝るだけ整体がスムーズにできるようになるので、ぜひ作って、使ってみてください。

準備するもの

120×60センチ程度で、少し厚みのあるもの。
小さかったり、薄かったりする場合は、2枚準備する。

作り方はこれだけ！

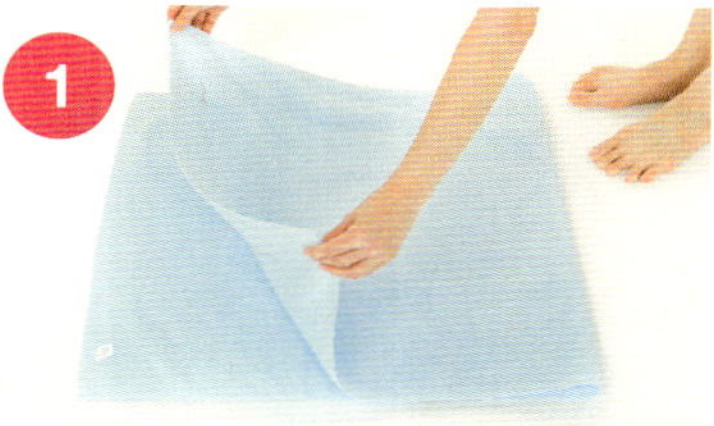

半分の長さに折りたたむ。
※小さかったり薄かったりする場合は２枚重ねてから折りたたむ。

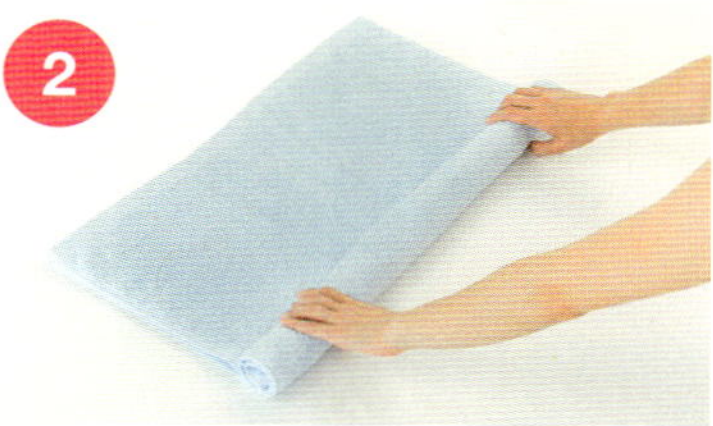

折り目の側から、くるくると丸め、太めの棒状にする。

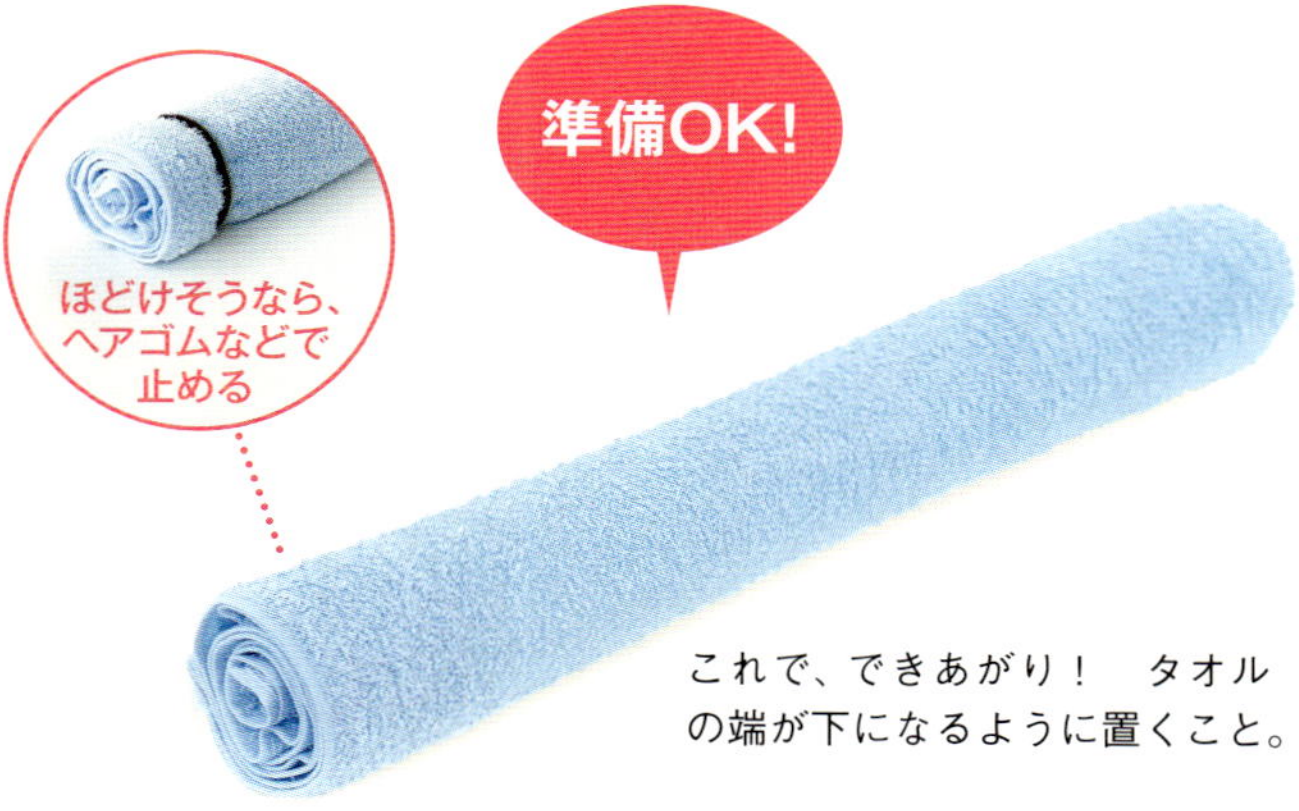
準備OK!
ほどけそうなら、ヘアゴムなどで止める

これで、できあがり！ タオルの端が下になるように置くこと。

準備2

寝るだけ整体枕が、首に合っているか確認しよう

整体枕ができあがったら、一度頭を乗せて、そのサイズが自分の首や頭と合っているかを確認します。自分の体型に合わせて自由自在に調整できるのが、この枕のすぐれたところ！

これが
寝るだけ整体枕の
理想のサイズ

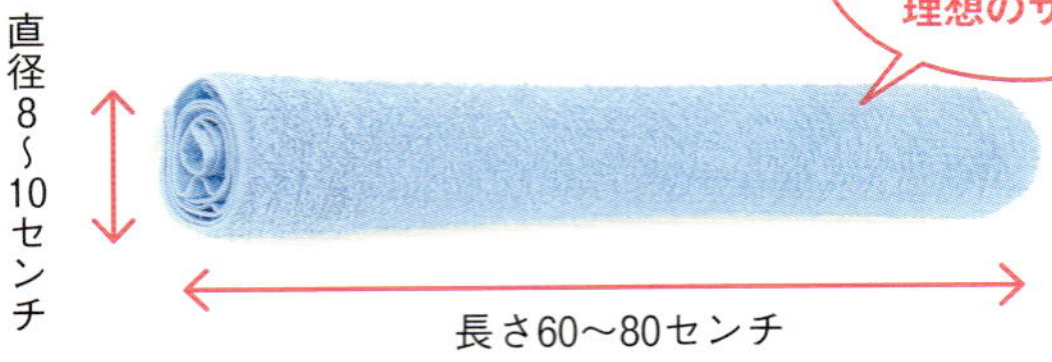

実際に頭を乗せて❶〜❹をチェック！

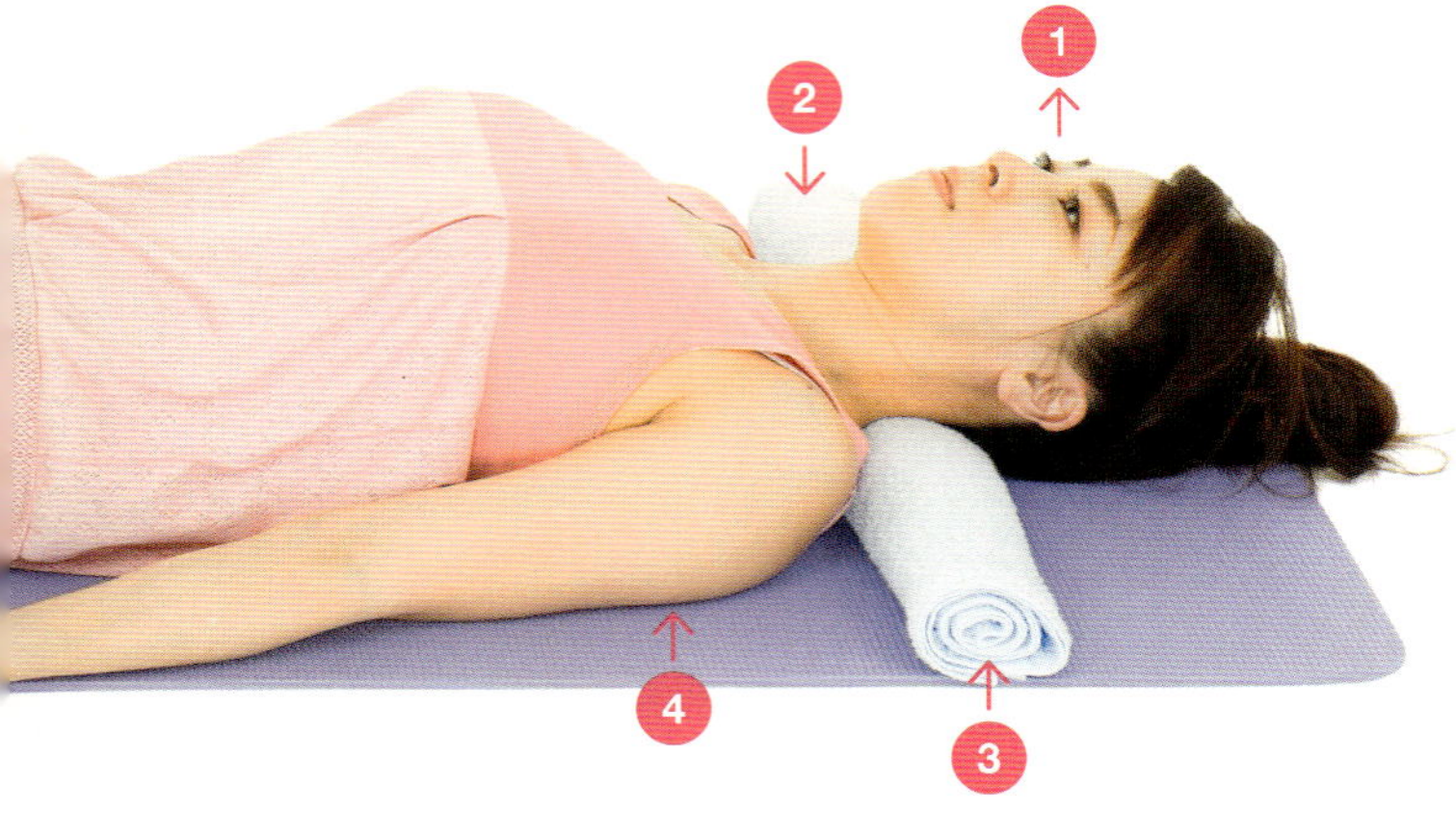

チェックすべきはここ!!

❶ 天井がまっすぐに見られるか？

首の曲線と枕がピッタリ合っていると、目線が真上に向きます。真上が見えていない場合は、首のバスタオルを薄いものか厚いもので作り直し、調整を。

❷ のどに圧迫感がなく、呼吸しやすいか？

苦しい場合は、バスタオルが大きすぎるか、もしくは後頭部に当たっているのかも。首の曲線に当たるように位置をずらし、それでも息苦しかったら、薄いバスタオルで作り直しを。

❸ 首が浮いていないか？

バスタオルのサイズが小さい可能性があります。バスタオルを厚手のものに変えるか、2重にして作り直しましょう。

❹ 肩、肩甲骨が床（寝具）についているか？

肩や肩甲骨が浮き上がっていたら、首を支えるはずの枕の位置が下がりすぎていて、肩に当たっている可能性があります。位置を調整しましょう。

後頭部が浮く、痛いという人は…

❶ バスタオルをもう1枚用意する

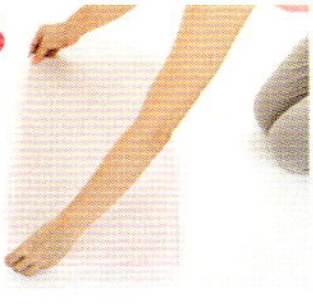

半分の長さに折り、もう1度半分の長さに折りたたむ。※薄いバスタオルの場合は2〜3枚を重ねてから折りたたむ。

❷ 後頭部の下に敷く

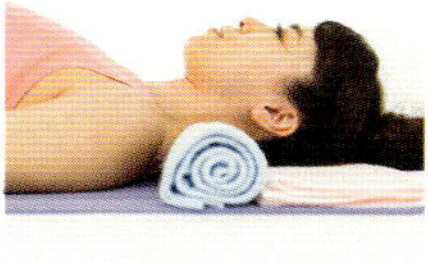

❶のバスタオルを後頭部の下に敷く。整体枕は❶のバスタオルの上には乗せない。

検証1

市販の枕では、こういう問題が起こりがち！

寝るだけ整体では、首や腰が本来持つ曲線を守りつつ、まっすぐあお向けに寝ることが大切。それが可能な枕なら、市販品でもOKですが、「見つけにくい」という声も多いです。

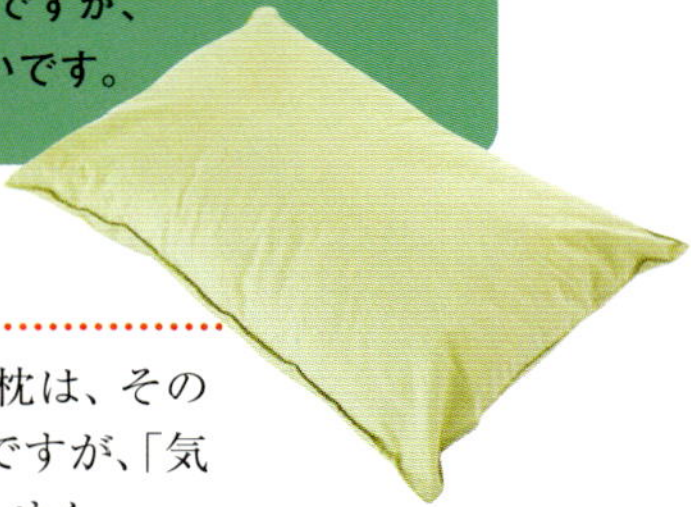

フワフワ枕だと…

羽根や綿がつまったフワフワの枕は、その柔らかな感触が気持ちよく人気ですが、「気持ちいい＝体にいい」とは限りません。

横向き寝になりやすい

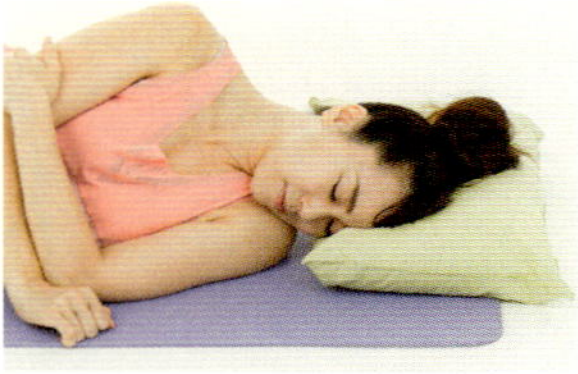

寝返りを打って横向きになっても、頭が適度に沈んで、安定しているような感覚に。そのため、夜通し横向き寝をしてしまう恐れがあります。

頭が正しい位置にないことに気づきにくい

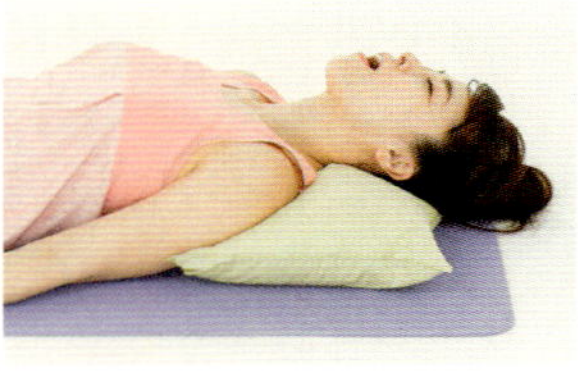

重みのある後頭部が枕に深く沈み込み、あごが持ち上がって、首のカーブが強まり、かえって負担をかけてしまう恐れがあります。

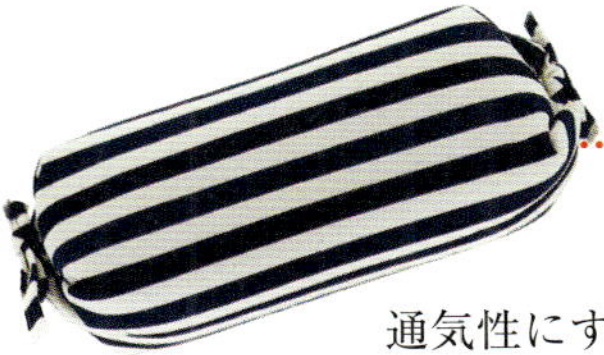

硬めの枕だと…

そば殻や、小さくカットされたパイプなどが入った枕。通気性にすぐれ衛生的なものが多く、頭がしっかり支えられる感覚があります。

首に負担がかかりやすい

首のカーブを守る働きがなく、頭を乗せる位置を間違えると、逆に首に負担がかかったり、気道をふさいで呼吸を妨げてしまうことも。

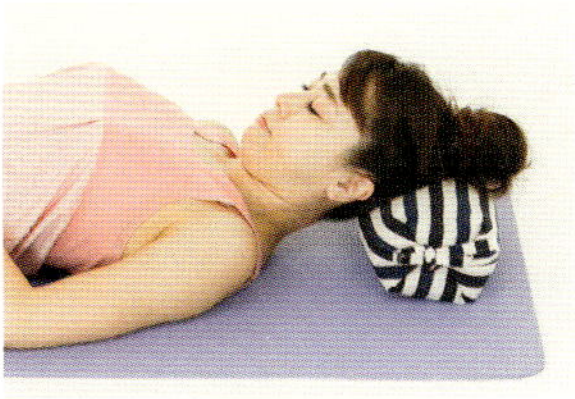

低反発枕の場合

手で押すと少し抵抗感がありつつもその形のとおりに沈み込み、手を離した後もしばらく元の形に戻らない。頭と首の形どおりに変形してくれるので、頭や首に負担がないと言われるが、オーダーメイド枕と同様、本来の首の曲線をとり戻す働きは期待できず、また寝返りが打ちにくいというデメリットもある。

オーダーメイド枕の場合

今現在すでに首がゆがんでいれば、その状態に合わせた枕が完成してしまう。そのため快適に感じられたとしても、ゆがんだ状態を定着させてしまいやすい。逆に理想の角度に合わせた枕は、使い始めは快適に感じられないこともある。ただ使い続けることで矯正されていき、改善するにつれて快適になっていく。

検証2

手作りの
寝るだけ整体枕は
ここが違う！

寝るだけ整体の名パートナーとも言うべき「寝るだけ整体枕」。首の骨の曲線を正しく整えるだけでなく、たくさんの長所があります。市販の枕にはなかった魅力を紹介します。

おすすめポイント❶

自宅にあるもので、すぐにできる

寝るだけ整体枕を作るために必要なのは、バスタオルだけ。もちろん特別なものではなく、どこの家庭にもある普通のバスタオルでOK。

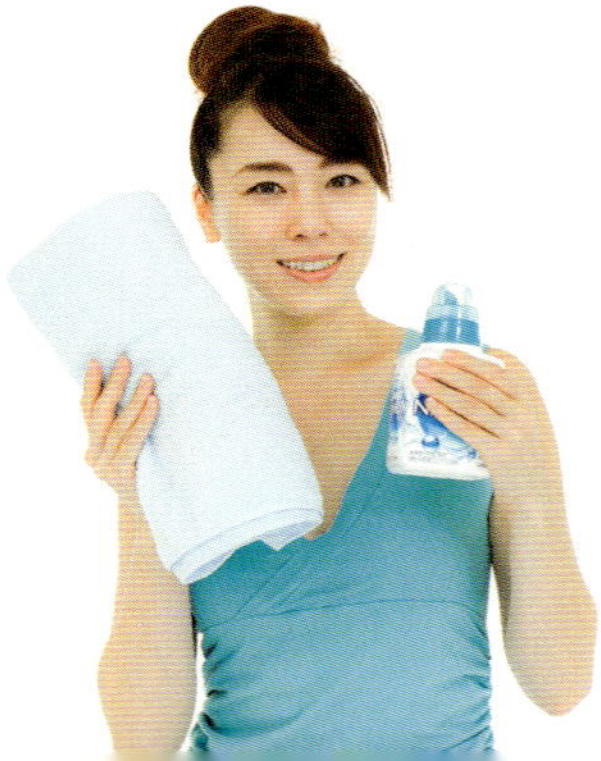

おすすめポイント❷

洗濯ができるから清潔

バスタオルでできているので、毎日でも洗濯ができ、しかも日光の下に干せばすぐに乾くので、常に清潔な状態をキープできるのも、うれしい。

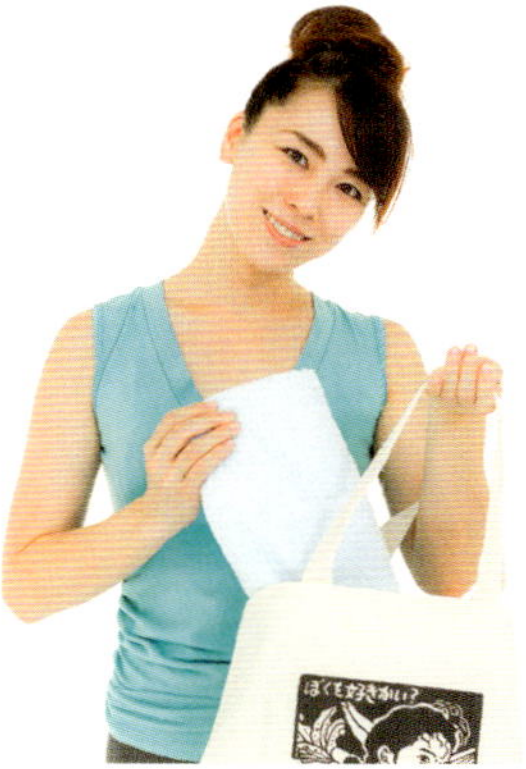

おすすめポイント❸

持ち運びができる！

「旅行に行くと、枕が変わるから眠れない」、そんな人に寝るだけ整体枕はぴったり！ バスタオルを携帯すれば旅先でも枕が作れる。

おすすめポイント❹

自分にぴったりでオーダーメイド以上！

今現在のゆがんだ首に合わせたオーダーメイド枕と違って、本来あるべき理想の首の曲線に導いてくれる。

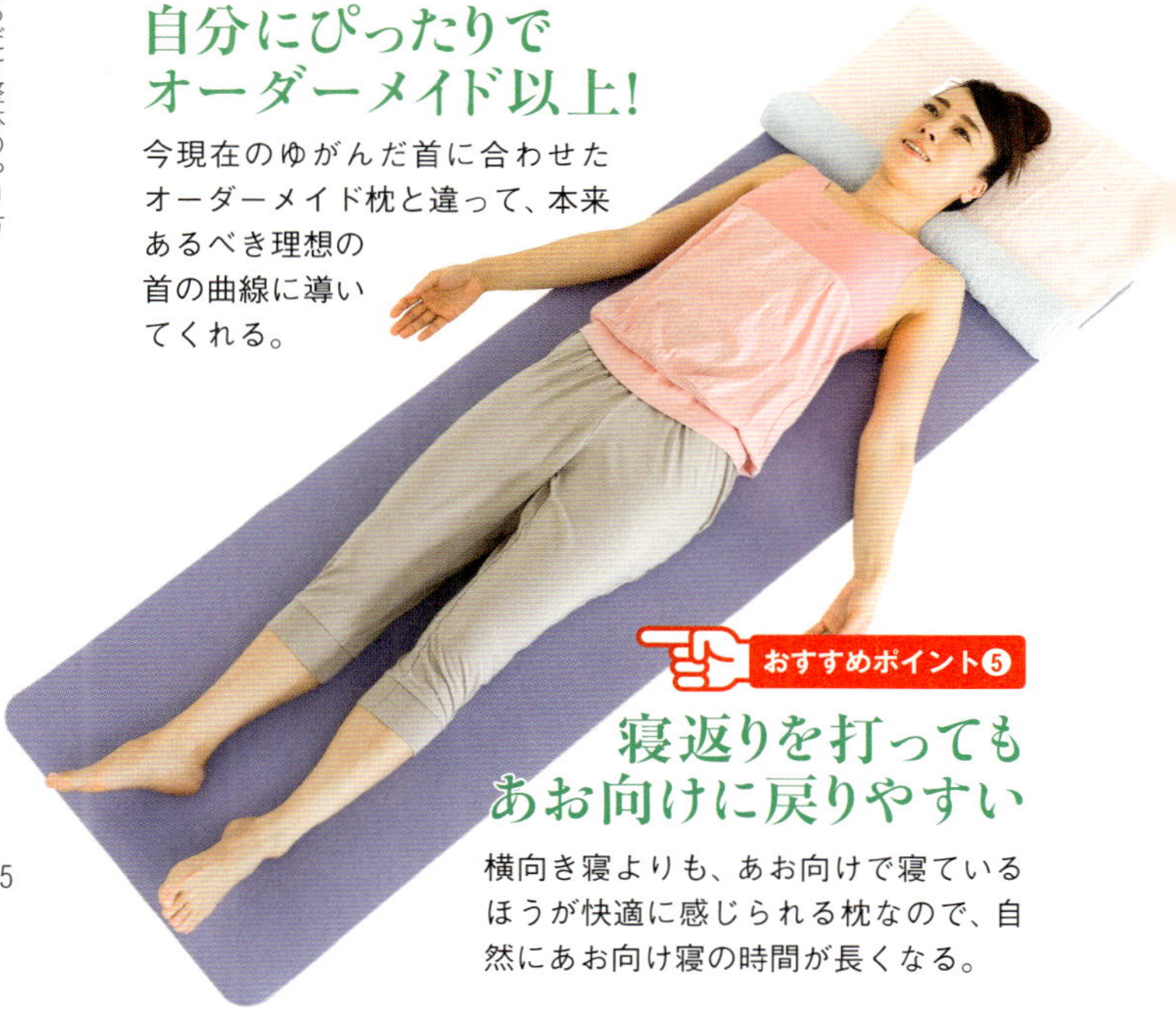

おすすめポイント❺

寝返りを打ってもあお向けに戻りやすい

横向き寝よりも、あお向けで寝ているほうが快適に感じられる枕なので、自然にあお向け寝の時間が長くなる。

はこれだけ！

このまま朝まで寝る!!

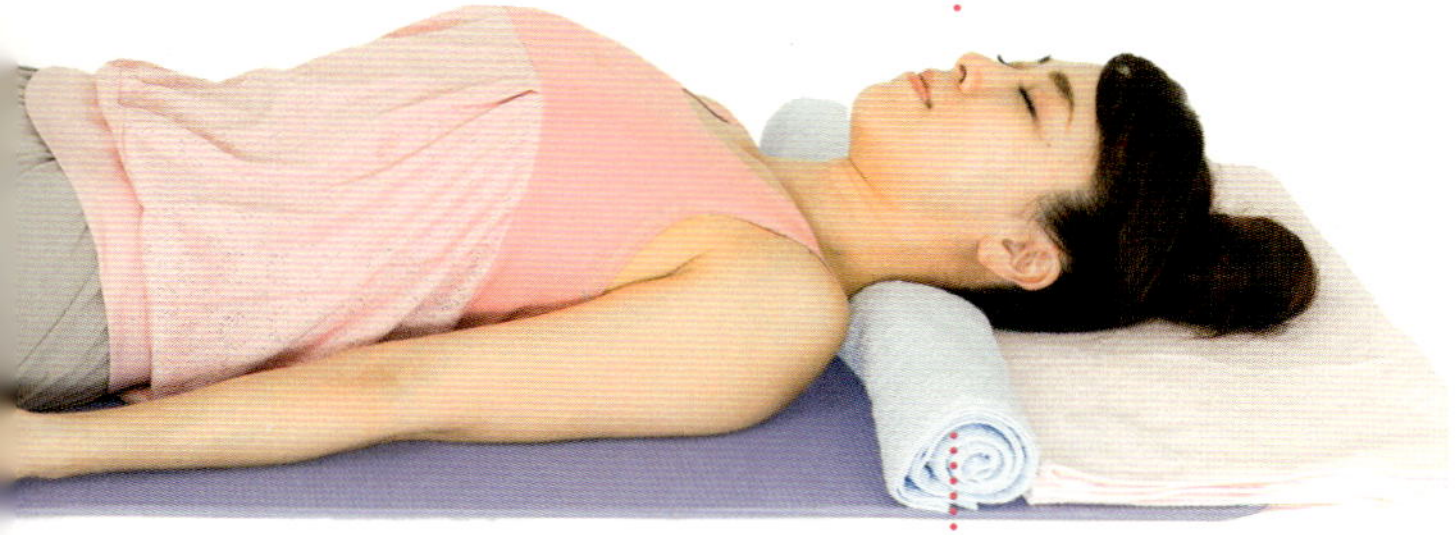

姿勢はあお向けで寝る!

途中で寝返りを打ってもOK。ただしあお向け寝をすることによって、体は自分で整体を行うので、あお向け寝に慣れていない人も少なくとも眠りに落ちる前、10分はこの姿勢をキープして

手作りの寝るだけ整体枕を使う

寝るだけ整体枕を使うと、首のゆがみが改善し、それが背中、腰と全身の骨格にも影響し、全身が整う。これにより寝るだけ整体の効果が加速！

寝るだけ整体のやり方

部屋の電気は暗くする

より深い睡眠で脳や体全体を癒やすため、電気（照明）は暗くするのが正解！　真っ暗が苦手な人は、弱い光をつけておいてもOK

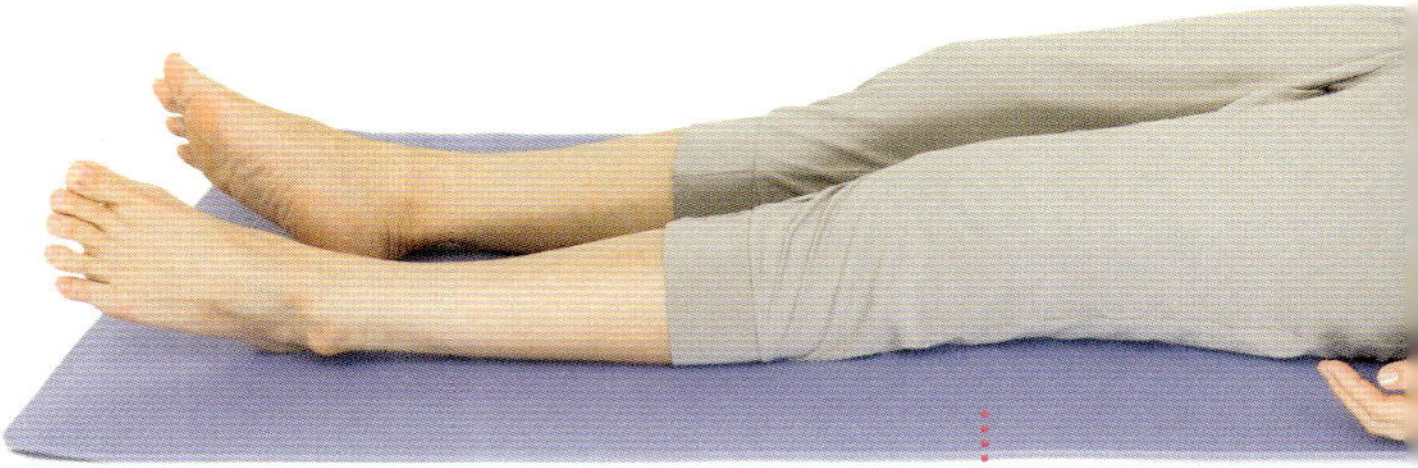

できれば布団は硬いものを

硬め＆薄めの布団がおすすめ。そこに寝ることで寝返りが打ちやすくなり、背骨に本来の正しい姿勢を覚えさせることができる。ただし、痛くて眠れないようなら、自分にあった硬さのものを選んで

整体がスムーズに進む！

寝返りは、体全体の骨格をゆるませ、ゆがみを改善させるのに必要なものです。時々寝返りを打つからこそ、あお向けの寝姿勢も快適に。そこで、いい寝返りを打つ準備をしましょう。呼吸は止めずに、そのまま普通に行って結構です。

首ほぐし

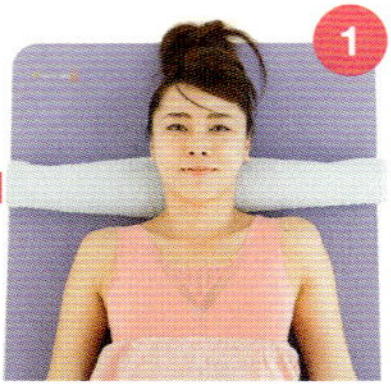

寝るだけ整体枕に首を乗せ、首の曲線に合わせて位置を整える。

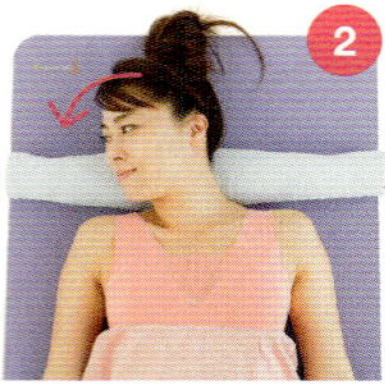

肩は動かさずに、ゆっくりと顔を横に倒す。3～5秒キープ。

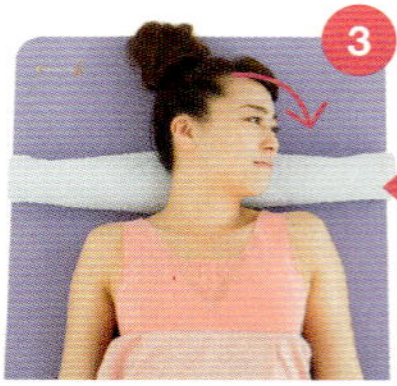

顔を反対側にゆっくり倒し、3～5秒キープ。これを5回繰り返し正面を向く。

腰ほぐし

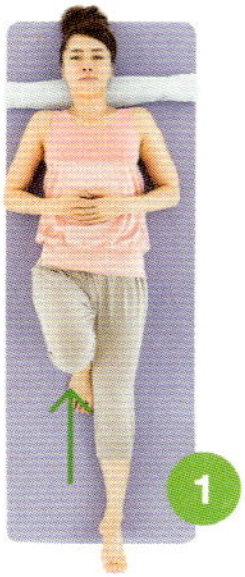

あお向けに寝る。片足をゆっくりと持ち上げて、ひざを立てる。

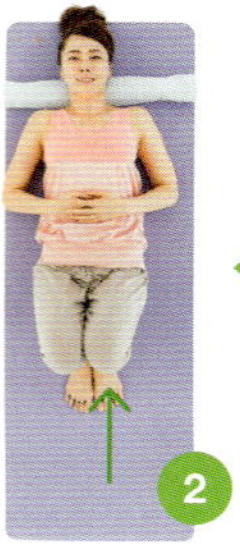

もう片方の足をゆっくりと持ち上げて、ひざを立てる。

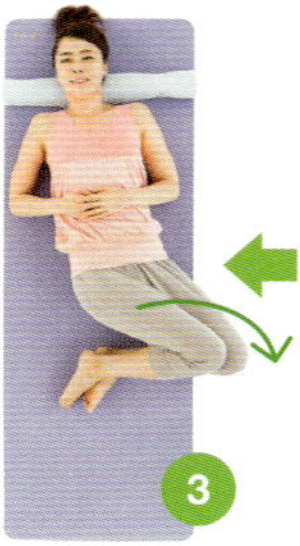

立てた両ひざを片側にゆっくりと倒す。床から肩が浮かないように注意し、5秒キープ。

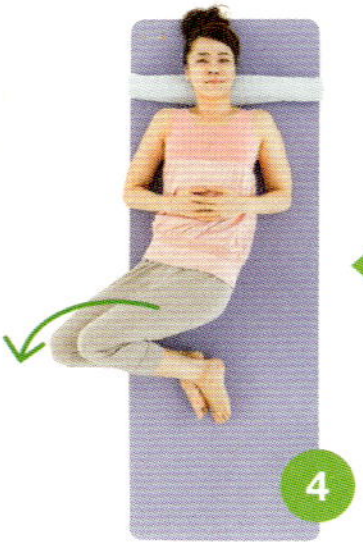

ゆっくりと反対側に倒して5秒キープ。5回繰り返し正面に戻ったら、片足ずつまっすぐ伸ばす。

「寝返り体操」で寝るだけ

全身ほぐし

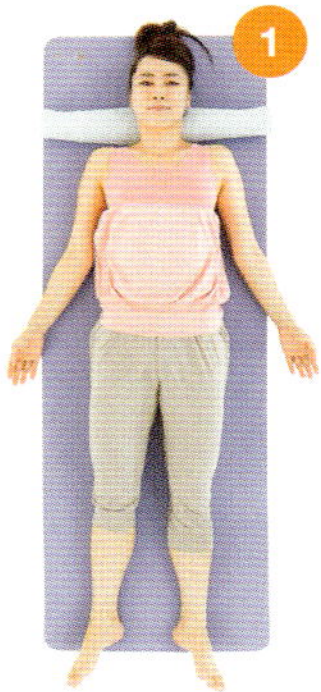

あお向けに寝る。枕の位置が首に合っているか確認し、体をまっすぐにする。

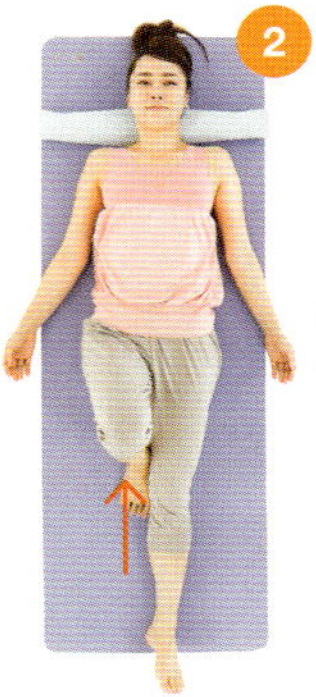

片足を上げてひざを立てる。

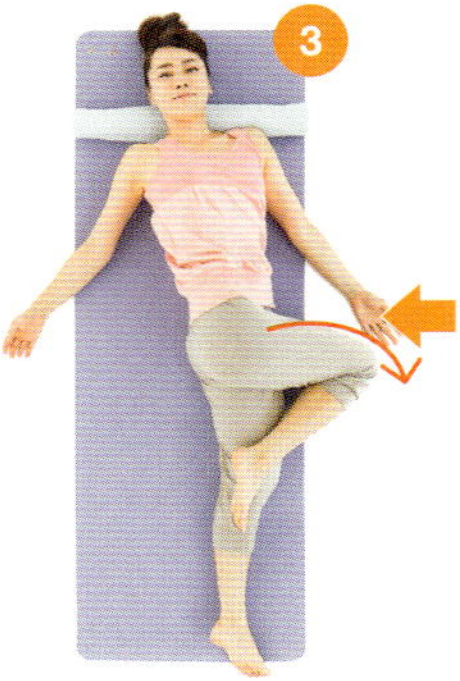

立てたひざを、伸ばした足のほうにゆっくりと倒す。肩は床につけたままで、5秒キープ。

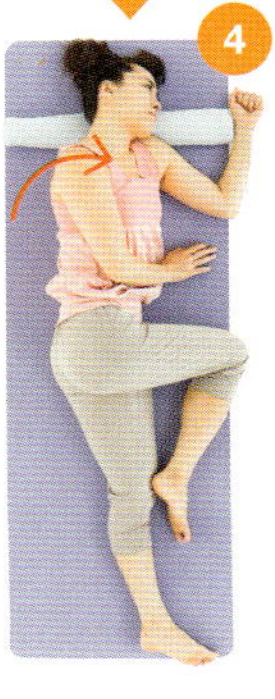

腰と肩、顔も、曲げたひざのほうに倒し、5秒キープ。ゆっくりと体を正面に戻し、曲げたひざを伸ばす。

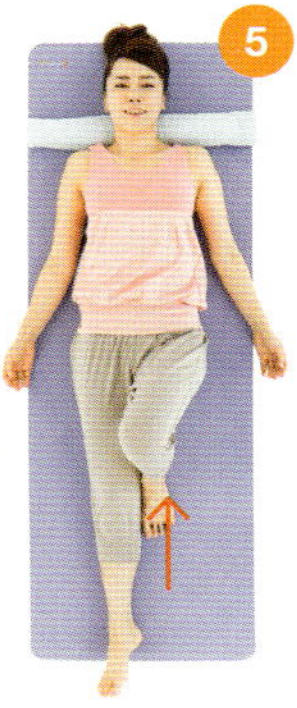

❶の姿勢に戻り、先ほどとは反対の足を上げてひざを立てる。

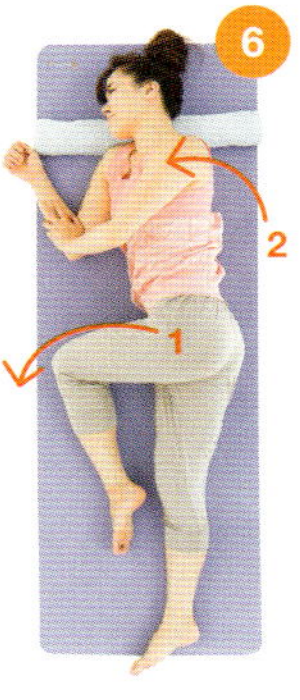

立てたひざを、伸ばした足のほうに倒し5秒キープ。腰と肩、顔も、曲げたひざのほうに倒し、5秒キープ。体を正面に戻し、曲げたひざを伸ばす。最初に戻り、5回繰り返す。

「腰が痛くてあお向けで寝られない」という人に

腰の曲線が大きい「反り腰」の人は、あお向けに寝ても、腰の骨が床から浮いてしまい、そこに負担がかかります。この腰の曲線を緩める体操をすると、あお向けが楽になります。腰痛、ひざ痛がひどい人は無理に行わないこと！

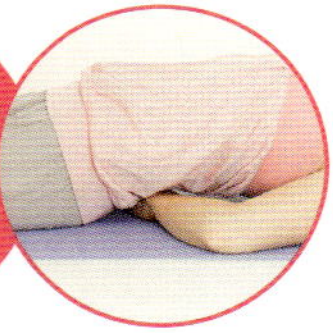

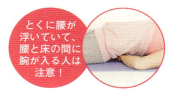

とくに腰が浮いていて、腰と床の間に腕が入る人は注意！

あお向けに寝る。枕の位置が首に合っているか確認し、体をまっすぐにしたら、片ひざを立てる。

1

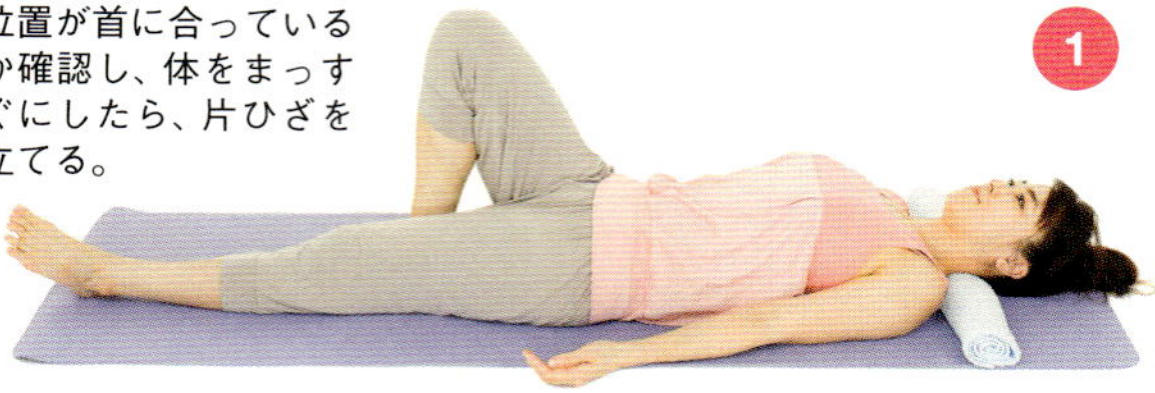

もう片方のひざもゆっくりと立てる。片ひざずつ行うと骨盤のストレッチになる！

2

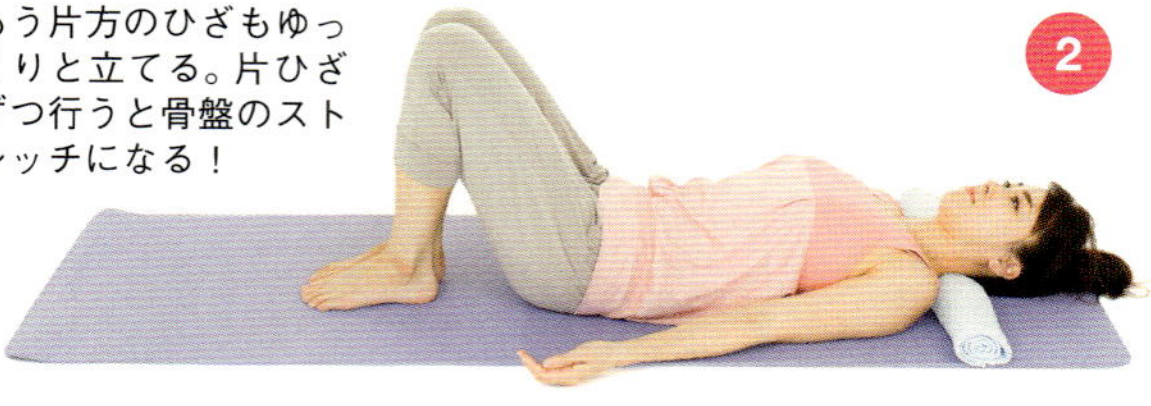

3

片方のひざを持ち上げて胸によせ、両手で抱える。

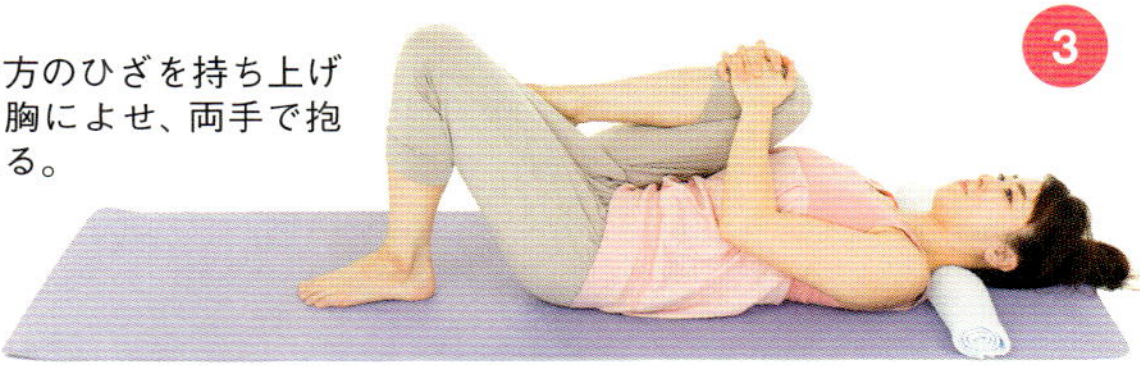

4

もう片方のひざも持ち上げて3と同様に両手で抱え、10秒間キープ。

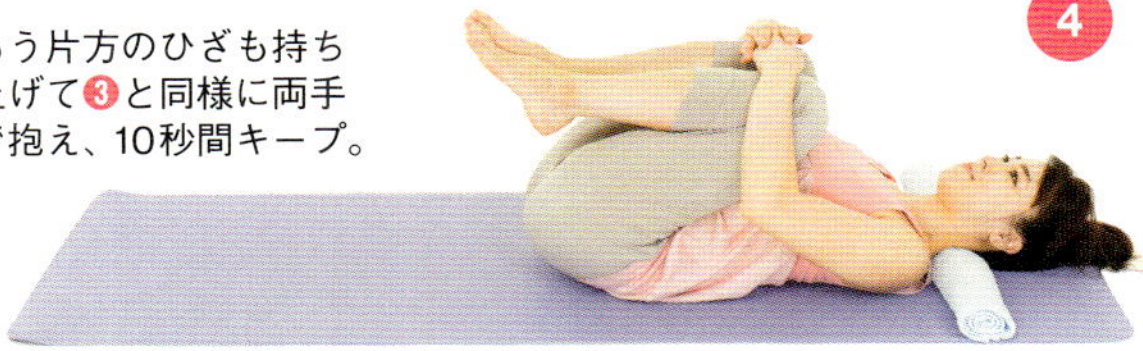

5

どちらでもいいので、片足を離し、ひざは曲げたままで足裏を床につける。

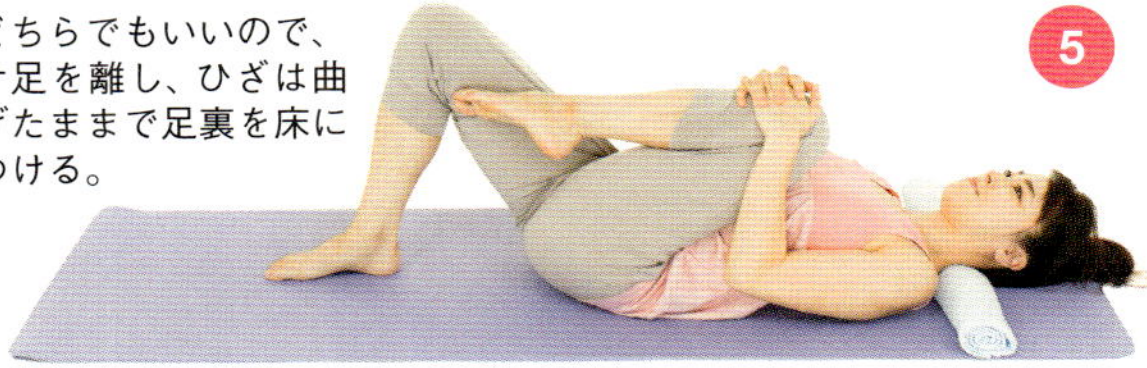

6

足裏を床につけたほうの足は、ひざを伸ばして床につける。反対の足も5の手順を踏んで同様に床に伸ばす。

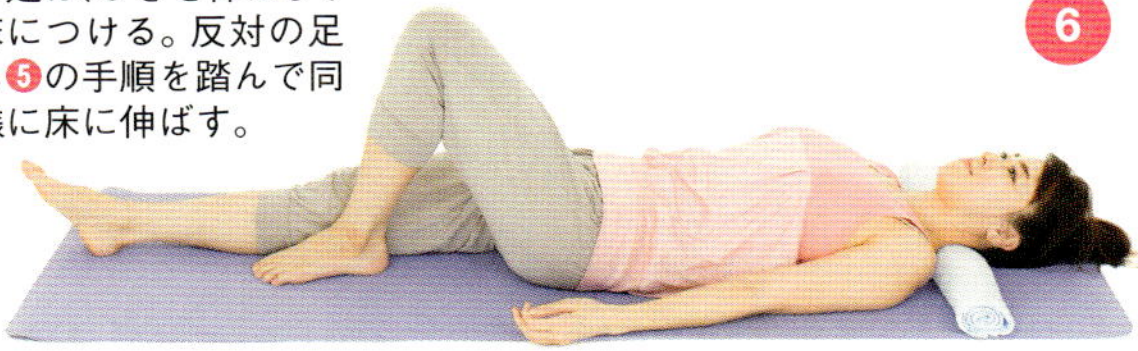

「首が痛くてあお向けで寝られない」という人に

寝るだけ整体枕が首にピッタリ当たっているのに、首がこってくる。この場合、首の曲線がまっすぐに伸びた悪い状態「ストレートネック」であり、床から頭が浮いているのかも。後頭部にバスタオルを敷いて支えてもいいですが、この首を緩める体操もおすすめです。

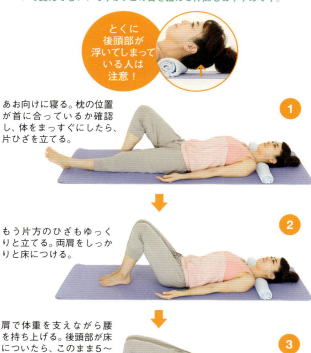

とくに後頭部が浮いてしまっている人は注意！

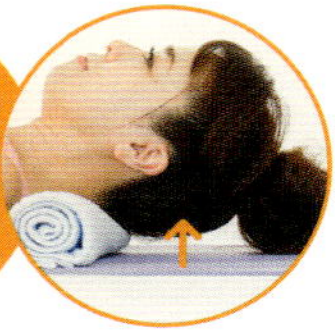

1

あお向けに寝る。枕の位置が首に合っているか確認し、体をまっすぐにしたら、片ひざを立てる。

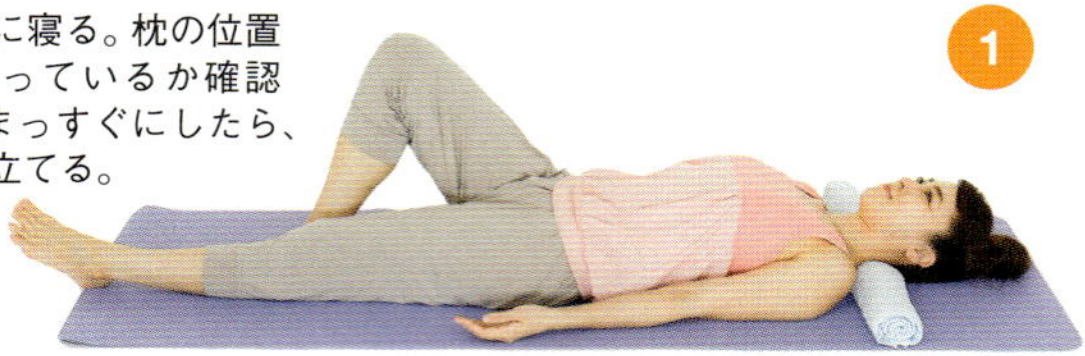

2

もう片方のひざもゆっくりと立てる。両肩をしっかりと床につける。

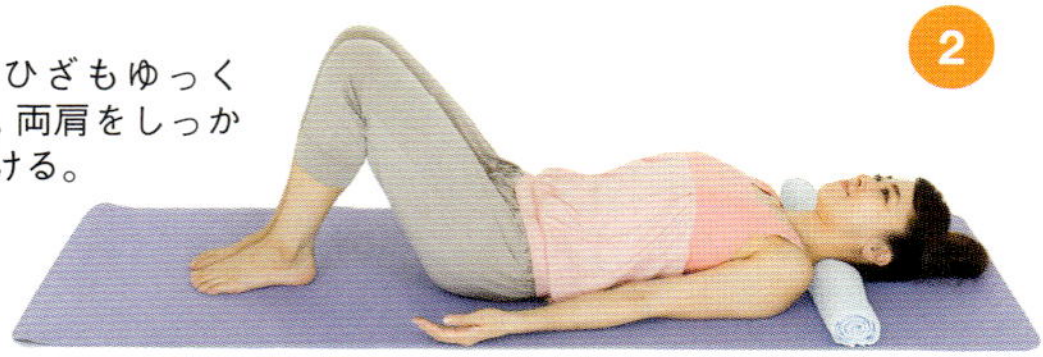

3

肩で体重を支えながら腰を持ち上げる。後頭部が床についたら、このまま5～10秒キープ。後頭部をつけたままゆっくりと腰を床につけ、片足ずつ伸ばす。

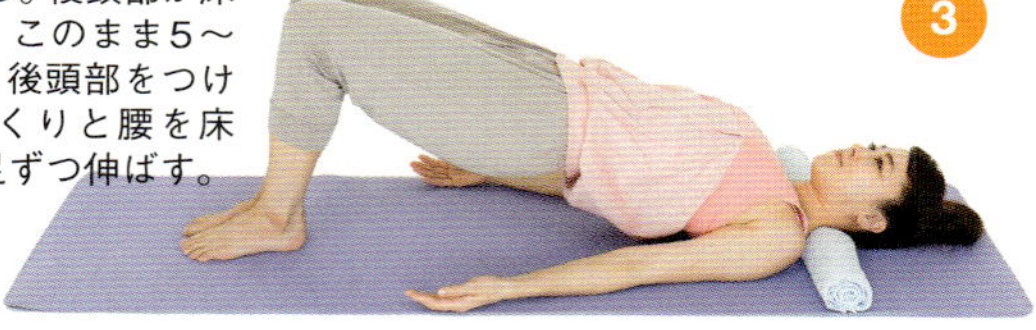

PART
2

なぜ、寝るだけ整体で痛み・こりがなくなるのか

「寝るだけ」と聞くと、きっと簡単すぎて「本当に？」と思う人は少なくないでしょう。

そこで、解剖学、生理学、運動学、そして整体の理論を使って、「寝るだけ整体」が痛みやこりを改善する、そのしくみを解説しましょう。

誰でも気軽にできて、
無理なく続けられる。
まずは試してみて。
今までと違うと感じるはず！

子どもから高齢の人まで、男女問わず有効な健康法！

ＰＡＲＴ１（17〜32ページ）で、「寝るだけ整体」の準備からやり方まで、ひととおり紹介しました。見ておわかりのとおり、今日から、さっそく始められます。

家にある、普通のバスタオルを折って丸めて「寝るだけ整体枕」を作ったら、それを使ってあお向けに寝るだけですから。

手軽に始められるだけでなく、睡眠は誰でも毎日とるものです。その睡眠中に行う寝るだけ整体が、続けやすい健康法であることも、おわかりでしょう。

しかも、バスタオルの枚数が十分にあれば、家族みんなで始めることができます。家族みんなで、と言いましたが、**この寝るだけ整体は、子どもから高齢の人まで、そして男性・女性すべての人に有効です。**

整体というと、ボキボキと骨を鳴らしながら行う痛そうな施術《せじゅつ》を連想するかもしれませんが、寝るだけ整体はまったく違います。体が自分から整おうとする力に任せているので、とても自然で、痛みも不快感もありません。

この優しさが、年齢や性別を選ばない第一の理由と言ってよいでしょう。

「そうは言っても、子どものうちから、寝るだけ整体が必要？」と、疑問に感じる人もいるかもしれません。

私の答えはイエスです。

理由は簡単です。

中高年の多くは、体に痛みやこりを抱えていますが、最近では、子どものうちから痛みやこりに悩んでいたり、近い将来に痛みやこりを引き起こすであろう体のゆがみが見られる子が多いのです。

実際に、私の治療院には中学生・高校生が頻繁《ひんぱん》に訪れ、小学生さえも来ます。

現代人はどうしても体がゆがみやすい生活に陥りがち

私たち現代人の昼間の行動を考えてみると、車の運転、仕事でパソコンを使ったり、家事、料理、裁縫《さいほう》をしたり、あるいは本や新聞を読むといったことに長い時間を費やしています。手元に目線を集中させ、椅子に座っている時間が長いということです。

もちろん立ち仕事の人でも体がゆがむ人は多いですが、気がつかない間に、首を前方に突き出していたり、頭が下がり気味になっていることが多いのです。これが首に負担をかけ、背骨のスタート位置である頸椎《けいつい》（首の骨）をゆがませています。

子どもも学校では長い時間、教科書とノートを使って勉強し、自由になる時間にはスマホやゲームに集中したりと、首に負担のかかる生活を送っています。

だからこそ、**すべての世代に寝るだけ整体がおすすめ**なのです。

私たち現代人の
不調の原因は、
ほぼすべて「体のゆがみ」に
あると言っていい

まず「首がゆがむ」とは、どういうことなのか

37ページで、「首を前方に突き出していたり、頭が下がり気味になっていることが首に負担をかけ、背骨のスタート位置である頸椎（首の骨）をゆがませている」という話をしましたが、本来、首は横から見るとゆるやかな曲線を描いています。

最近はこの曲線を失った「ストレートネック」になっている人が増えています。

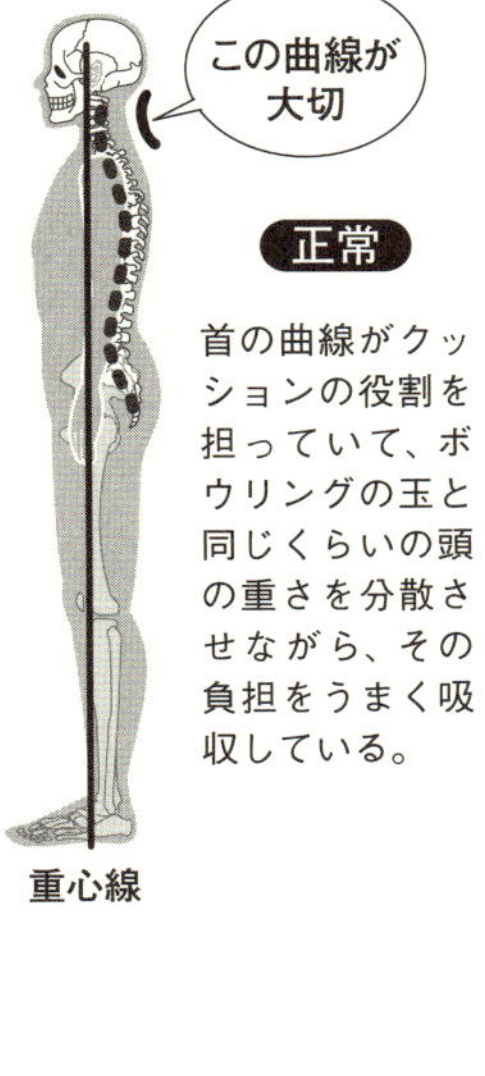

首の曲線がクッションの役割を担っていて、ボウリングの玉と同じくらいの頭の重さを分散させながら、その負担をうまく吸収している。

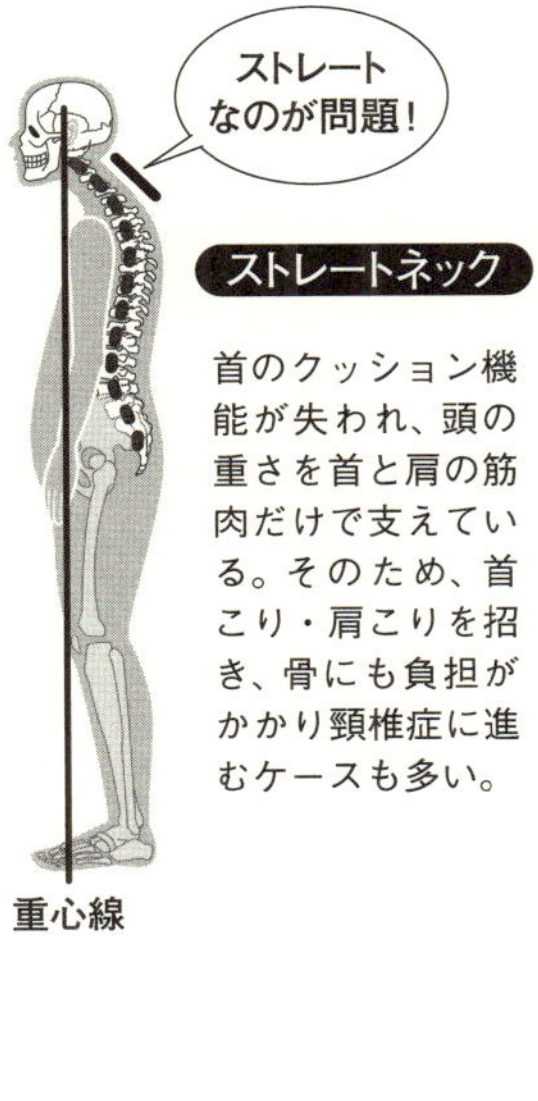

首のクッション機能が失われ、頭の重さを首と肩の筋肉だけで支えている。そのため、首こり・肩こりを招き、骨にも負担がかかり頸椎症に進むケースも多い。

ストレートというと、まっすぐでいいことのように聞こえるかもしれません。けれども実際、**ストレートネックはいいことではありません。**

首の骨は曲線を描いているからこそ、ボウリングの玉と同じくらいある頭部の重みを分散させて支えることができ、背骨への負担を減らすことができます。

つまり、首の曲線は、背骨が絶妙なバランスをとって健康な状態を守るための大切なしくみなのです。

この首の曲線が損なわれるということは、まさに「骨格のゆがみ」です。そして首がゆがんだ分、無意識にバランスをとろうとして、背骨から骨盤、ひざの骨格にまでゆがみが生じます。

39ページで紹介しているストレートネックを説明したイラストを見直してみていただければわかる通り、猫背で腰の曲線も失われ、いかにも年寄りといった姿勢になっています。これが、見た目だけの問題でなく、数々の健康問題を招くのです。

こんなに恐い「体のゆがみ」。放置したままでは危険！

では、首の曲線が失われて猫背の姿勢が定着し、さらに腰の曲線まで失われ、「体のゆがみ」が本格化したとき、私たちの体にはどのような不調が起こるのでしょうか。

・頭の重さを支えるため、首の筋肉がこる、痛む
・同じく、肩の筋肉がこる、痛む
・首から頭部につながる筋肉のこりにより頭痛が起こる
・頸動脈《けいどうみゃく》（首の動脈）の圧迫による血流不足で、目や脳の働きが鈍る
・頸椎症や頸椎椎間板《けいついついかんばん》ヘルニアへと悪化。首や背中だけでなく、腕や手につながる神経が圧迫されることで、腕や手にも痛みやしびれが出る。
・自律神経の働きが乱れ、不眠症に。血圧などに影響することも少なくない。

不快な症状があらわれるのは、首周辺だけではありません。全身の骨格に影響が出ますから、当然、**痛みや不快感は、全身のあちこちに見られるようになります。**なぜ痛みや症状が起こるのか、どのように改善したらいいのかはＰＡＲＴ４で詳しく解説しますが、ここでは症状の例をざっとあげておきましょう。

・腰椎（腰の骨）の曲線がゆがみ、全身の体重が腰にかかって、こりや痛みを招く。
・腰の椎間板ヘルニアへと悪化する。
・脊柱管狭窄症《せきちゅうかんきょうさくしょう》へと悪化する。
・骨盤のゆがみから股関節に負担がかかり、痛みを招く。
・股関節のゆがみが坐骨神経痛《ざこつしんけいつう》へと悪化する。脚の痛みやしびれが起こる。
・骨盤のゆがみが、骨盤内の臓器《ぞうき》に影響し、便秘や婦人科系の不調を招く。
・骨盤のゆがみに対してバランスをとるため、ひざに負担がかかり、ひざ痛やO脚などを招く。

首から生じるゆがみ、骨盤から生じるゆがみ、ともに要注意

ここまで、首のゆがみがひざのゆがみにまでつながるとお話ししてきました。ですが逆もまた真なりで、骨盤のゆがみが首まで影響してしまうこともわかっています。

私たち現代人は、椅子などに座っている時間が長くなりがちですが、**まっすぐ座り続けるのは、私たちの骨格上、かなり難しいことなのです。**

どうしても姿勢がくずれて、骨盤の角度などが内向きになったり外向きになったりします。すると、そこから1本でつながった背骨が全体のバランスをとるために、腰の部分、背中、首へと、やはり「骨格のゆがみの連鎖」が生じやすくなるのです。

また、運動による負担やケガなどでひざを痛めると、それをかばって、やはり骨盤がゆがみます。この場合も、首までゆがみの影響があることは言うまでもありません。

正しく寝れば、
それだけでゆがみが消えて
痛みもこりも消える

ゆがみは骨の変形ではなく、姿勢のくせだから修正可能！

1つのゆがみが全身に伝わって、別の部分のゆがみを招く――いかにゆがみが厄介で怖いものか、不安ばかりが大きくなっている読者もいるかもしれません。

しかし実際は、骨自体の変形には至っていない骨格のゆがみなら、まだ十分に改善することができます。なぜならゆがみは、そもそも姿勢の乱れから生まれ、少しずつ骨格に根づいたくせの状態です。**毎日このくせを正す矯正《きょうせい》を行えば、ゆがみを改善できます。**骨格のバランスがとれていれば、体の重みが一カ所に集中することもありません。そうなれば痛みやこりも起こらなくなります。

そのための、最適で安全な健康法が「寝るだけ整体」です。昼間の悪い姿勢を夜中の間に正しく矯正し、骨格のゆがみを予防・改善してくれます。

夜中、寝ている間に正しい姿勢に矯正する。
では、そもそも正しい姿勢とはどのようなものでしょうか。

例えばあなたは、身長を測るとき、どうしているでしょうか。
まっすぐな柱にかかと、お尻、背中、後頭部をつけ、胸を張ってまっすぐに立つということをした経験があると思います。**寝ながらにして、かかととお尻、背中、後頭部が一直線に並ぶ、この姿勢をとるのが「寝るだけ整体」**なのです。

本来なら、昼間の間もずっとこの姿勢を保って立ち、歩き、椅子に座っていられれば理想的です。この姿勢がキープできていれば、そもそも体にゆがみが生じることはないはずです。

寝姿勢について質問すると、横向きで寝てしまうという人が多いのですが、これは猫背になるだけでなく、背骨を左右にもゆがめてしまう大きな原因の1つです。

それでも横向きで寝るのが楽だと感じる人は、すでに体にゆがみがあることが多いです。こういう人のなかには、「寝るだけ整体」を実践しようと思って、まっすぐあお向けの姿勢を取ったら、最初はなかなか寝つけなかったという人もいます。

また、枕が首に合っていなくて、頭がちょうどよく固定されていなかったために、あお向け寝ができなかった、こういった原因もあります。

そもそもあお向け寝を意識してやってこなかった、という人も少なくありません。

このように最初は少し慣れなかったという方もいましたが、「寝るだけ整体」を始めてみたところ、すぐに慣れたという報告もよく聞かれます。

やってみたらピタッとはまって「こんなに気持ちがいいなら、もっと早く知っていればよかった」という人もいるほどです。

このように、あお向けで寝ることが「寝るだけ整体」になるのは、なぜなのでしょうか。

「寝るだけ整体」のポイントは
第1があお向け、
第2が整体枕で、第3が寝返り！

第1のポイント「あお向け」が、なぜ大切か

46ページでも触れたとおり、あお向けで寝るということは、まっすぐな柱、もっとわかりやすく言えば壁に、かかと、お尻、背中、後頭部をつけ、胸を張って立ったような姿勢を、寝ながら維持している状態にあります。

この姿勢を横から見ると、頭から足までの骨格が、本来あるべき理想的な曲線を描きます（39ページの「正常」の骨格イラスト参照）。また、正面から見た場合も左右のゆがみがなくまっすぐな状態に。**横向き寝では、骨格本来の曲線もキープできません**し、下になった側に体重がかかってしまい、体の左右のゆがみも引き起こします。

うつぶせ寝はどうでしょう。呼吸をするために顔が左右どちらかを向くため、首の骨がゆがみ、腰の骨の角度も不自然になり、いい寝方とは言えません。

第2のポイント「整体枕」があお向け寝を支える

繰り返しますが、「寝るだけ整体」は、バスタオルで手作りした、「寝るだけ整体枕」を使って、あお向けで寝る、という健康法です。

寝るだけ整体枕が重要なのは、寝ている間、首の曲線を支えることで、首にかかる負担を取りのぞき、本来の首の曲線を回復させる働きが期待できるからです。

そして、首の曲線がきちんと整うと、それより下の背骨から骨盤に至るまで、本来あるべき曲線を取り戻せます。**寝ながらにして、です。**

首の曲線がキープされると、寝返りは打つものの、あお向けで寝ることが楽になるので、まっすぐ上を向いた寝姿勢を長時間続けられます。これも大きなポイントです。

第3のポイント「寝返り」が背骨を緩ませる

ここで誤解がないように、はっきりお伝えしておきます。「寝るだけ整体」にとって、まっすぐあお向けの姿勢で寝ることは確かに重要です。しかし、睡眠中はあお向けの状態でまったく動いてはいけない、というわけではありません。

眠りに入る前の時間は体にあお向け姿勢を覚えさせる時間なので、横向きやうつぶせはしないほうがいいのですが、寝ている間の姿勢は体に決めさせてあげましょう。

体が寝返りを打つのは、自らゆがみを正して体の弱っている部分を修復するためと言われています。実際、寝返りをして体をひねることで、背骨のストレッチになっていることは明らか。十分背骨を緩《ゆる》めたら、自然にあお向け寝に戻るものです。

「寝るだけ整体」で
ゆがみが改善されたら
自然治癒力も高まる！

骨格のゆがみ改善はスタートで、体はもっとよくなる

下の写真の女性は、姿勢のくせによる左右非対称のゆがみが見られました。「寝るだけ整体」を指導したところ、積極的に実践してくれて、**このように目に見えてゆがみが改善しました。この間、わずか1カ月だと記憶しています。**

ゆがみが改善した後は、首や肩のこりや痛みだけでなく、頭痛や目の疲れ、内臓の不快症状やケガの改善なども見られる人が多いのです。

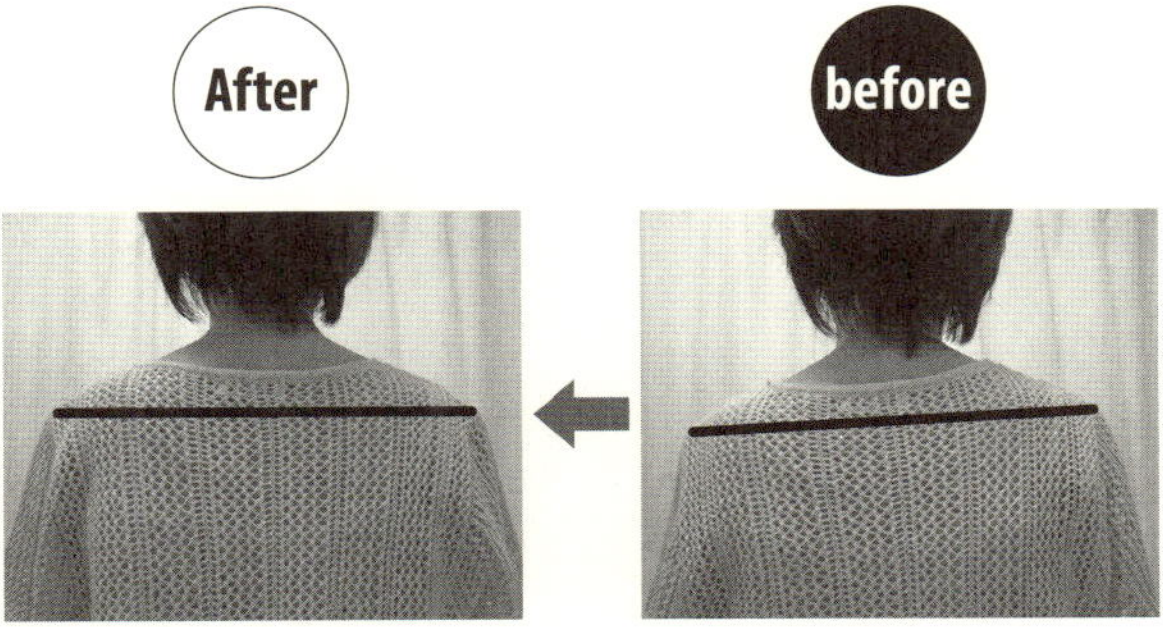

自然治癒力が高まるのは、
傷んだ細胞や血管も
修復されるから

「寝るだけ整体」で痛みやこりが改善されると、こんなメリットが！

「寝るだけ整体」によってゆがみが改善されれば、当然、**首や肩のこり、腰痛、ひざ痛などの関節に関する悩みからも解放されることは、十分期待できます。**

こういった痛みやこり（筋肉のこわばり）がなくなることで、全身の筋肉や神経、さらに血管も、自然にゆるみ、リラックスして、本来の状態をとり戻します。つまり関節のゆがみが解消するということは、イコール骨格を支える筋肉の位置が正しく整えられることでもあるのです。

ここで神経と血管についても考えてみましょう。血管は、その周囲に神経がはりめぐらされていて、その指令によって収縮《しゅうしゅく》を繰り返し、血液を全身に送ります。つまり、動こうとしても、周囲の筋肉が緊張状態では、当然思いのままには動けません。

ですから、筋肉をリラックスさせることは、血流をスムーズにするために、とても重要なことなのです。

また、血管に「動け」という指令を与える神経もリラックスした状態にあることが大切です。神経——とくに、血管や内臓を私たちが意識しない間も正常に機能させている「自律神経」は重要です。興奮状態の「交感神経」とリラックス状態の「副交感神経」がバランスよく働くのが理想ですが、私たち現代人は交感神経が優位になりがち。だからこそ、リラックスが必要なのです。

夜中も灯《あか》りのもとで活動し、テレビやパソコンを観たり、体の痛みも含めストレスに耐えていたり、さまざまな刺激にさらされています。すると体と心の緊張がとれず、交感神経が優位になってしまうのです。

これが逆に副交感神経の方が優位になれば、ゆがみや痛みがなくなるということ。
「寝るだけ整体」は体が休まる睡眠法でもありますから、なおさら効果的と言えます。

血流がアップして臓器も筋肉も働きが最大限にアップ

筋肉や自律神経がリラックスした副交換神経優位の状態にあれば、血管の運動はよりスムーズになります。これは、全身の細胞に新鮮な血液がいきわたるようになるということです。

傷んだ関節部分を支えて動かしている筋肉や、関節組織そのものの修復が進みやすくなることも考えられますし、**あらゆる内臓器官、循環器官《じゅんかん》も消化器官も呼吸器官なども、その活性化が期待できます。**

循環器官と言いましたが、そもそも血流がスムーズなら血管や心臓にかかる負担が軽くなりますから、**血管年齢が高い人、すでに何かしらのダメージがある人も、**その改善や修復にもつながる可能性もあるでしょう。

ケガや体調不良、もっと言ってしまえば生活習慣病と言うと、薬や専門医の治療によって治してもらうものと思っていないでしょうか。もちろん、重症であったり、命の危機的な状況であれば、治療を受けることは必要です。

けれども、**私たちの体には「自然治癒力《しぜんちゆりょく》」といって、自分で自分の体を治療する力が備わっています。**もっと言ってしまうと、病気の原因が体の中に侵入したとき（ウイルスなど）、あるいは体内で発生したときに（ガン細胞など）、それを撃退してくれる力「免疫力」も持っています。

これらがきちんと機能していれば、私たちは日々、自分で自分の体のメンテナンスをし、健康な状態を維持できているはずなのです。

ところが、自律神経が乱れると、体はこれらの力が発揮できない状態に追い込まれてしまいます。いえ、自ら追い込んでいると言ってもいいでしょう。

「寝るだけ整体」は、そのような状況を改めるのに最適な方法と言えます。

あお向け寝が大切な根拠とは

私たちに備わる、病気に抵抗する力・免疫力は、血液の成分の1つである白血球によって支えられています。この白血球が作られる場所は背骨のなかにある骨髄《こつずい》です。ですから、背骨に負担のない眠り方が重要で、その点から見ても「寝るだけ整体」の寝姿勢は正解と言えます。

また全身がリラックス状態になるので、深くよく眠れるようになるのも、「寝るだけ整体」がたくさんのファンを持つ理由の1つ。途中で目が覚めなくなったという声もよく耳にします。

正しい姿勢で骨休めをし、眠りが深くなれば、白血球がしっかりと作られ、免疫力がアップします。免疫はウイルスを退治しますから、当然風邪も引きにくくなります。

下のグラフからも、睡眠の質と免疫力の関係性は明らかです。
これは、アメリカで行われた実験結果をあらわすもの。21～55歳の米国人153人の鼻粘膜《ねんまく》にライノウイルス（風邪のウイルス）を付着させ、2週間で何人が発症するかを調査したものです。

睡眠の質が低い人（中途覚醒《かくせい》時間が睡眠時間の8％以上を占めた人）たちは、睡眠の質が高い人（中途覚醒時間が睡眠時間の2％以下の人）たちに比べて**風邪の発症《はっしょう》危険率が5・5倍もある**ということがわかりました。

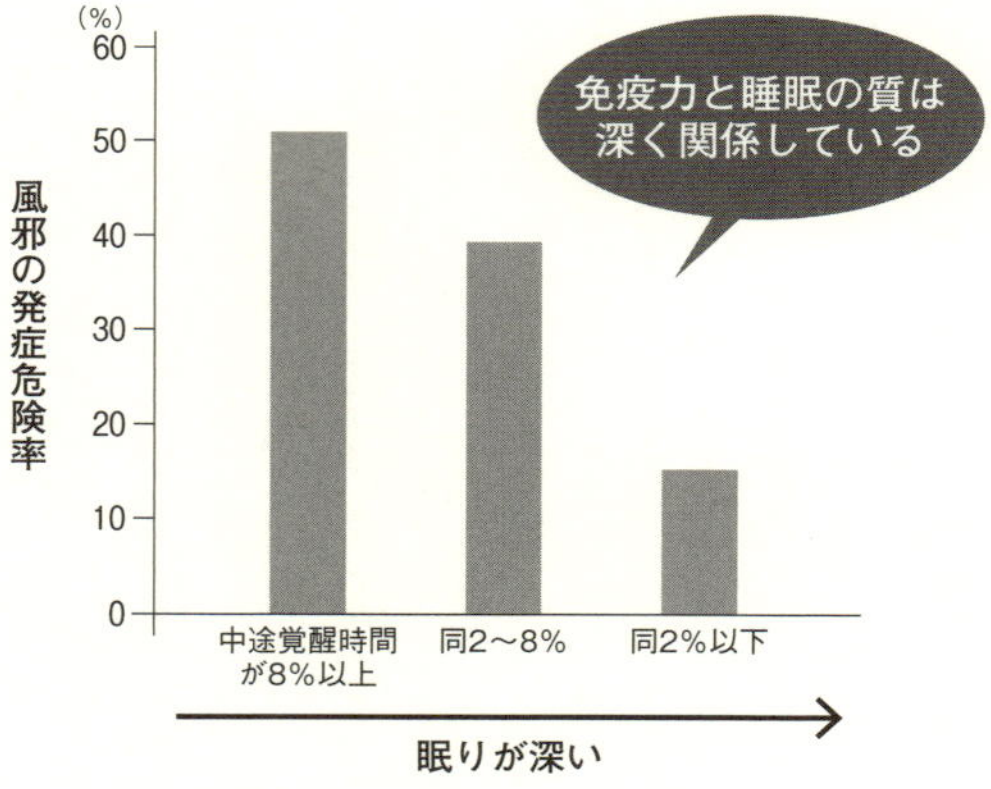

出典：Arch Intern Med. 2009 Jan 12;169(1):62-7

白血球がきちんと働いているということは、関節の痛みを誘発する物質やガンの発生も抑えられているということなのですから。

高血圧や糖尿病にも睡眠の質の悪さが影響

最近、睡眠の重要性がクローズアップされ、睡眠の質と生活習慣病の関係が医学的に明らかにされてきています。例えば、**高血圧や糖尿病、ガンを発症した人の生活習慣を調べると、睡眠の質が悪いことがわかってきました。**

実際、「寝るだけ整体」を実践している人の間からは、自律神経のバランスがよくなったからではないかと想像するのですが、生活習慣病などにも思わぬ効果があったという声もよく耳にします。

私は医師ではありませんが、生活習慣病の改善と「寝るだけ整体」は、まったく無関係ではないだろうと考えています。

いびき、睡眠時無呼吸症候群の
改善につながり、
熟睡できて、脳がしっかり休まる

いびきの音が脳を覚醒させてしまう!

「寝るだけ整体」を実践すること、つまり正しい姿勢で眠ることで、自律神経のバランスが整い、免疫力が高まるとお話ししました。

もう1つ、あお向けの正しい寝姿勢が睡眠の質と免疫力を高める理由があります。

それはいびき、または睡眠時無呼吸症候群を防ぐからです。

かつて**いびき**は、よく眠っている証しのように思われていましたが、**実は呼吸が浅い状態であり**、これが自律神経の働きを乱しているのです。

また、その音が深い睡眠を妨げ、口で呼吸することによって免疫力が著しく弱まることも、わかってきました。

いびきが起こる主な原因は、のどの中にある空気の通り道「気道《きどう》」が狭くなることにあります。この狭い通り道を空気が通ろうとするとき、空気の抵抗が大きくなり、のどの粘膜が振動して音が生じます。リコーダーやトランペットなどの管楽器が音を発するしくみと同じ。この振動《しんどう》音こそが、いびきの正体です。

では、気道が狭くなってしまう理由は何でしょうか。

電車などで寝ている人を見ると、体を起こした状態で椅子に座り、首を前に倒してウトウトしているような人で、いびきをかく人は少数。一方、頭が後方に倒れ、口を大きく開いている人に、いびきが多く見られるような気がしませんか。

あお向けであっても、後頭部が後方に倒れ、**口とのどが開いてしまうと、まず、病気の原因となる空気中の雑菌がダイレクトに体に入りこみます**。そして、舌の付け根といった組織がのどの奥に落ち込み、気道に詰まった状態になってしまうのです。舌の根元なども筋肉でできていますが、睡眠中はゆるんで、落ち込んでしまいます。

脳を休めることで、自律神経のバランスはさらによくなる

空気の通り道が狭くなるのですから、当然、呼吸は不十分、酸素が不足します。不足どころか、呼吸停止が繰り返されることも。これが睡眠時無呼吸症候群です。

不足した酸素を補うために、呼吸数を増やすことになります。すると自律神経は交感神経が優位になり、心拍数も上がってしまうのです。体はもちろん、脳の自律神経をコントロールする部分は、一見寝ているようでも、断続的に覚醒。いえ、いびきというノイズのせいで、脳全体が休まりません。ですから、睡眠時無呼吸症候群の人は昼間に強い眠気や倦怠感《けんたいかん》があり、仕事などへの集中力も低下してしまいがちです。

このいびき、**睡眠時無呼吸症候群を防ぐのが寝るだけ整体で、口やのどが大きく開くのを軽減してくれます。**脳にとっても重要なポイントです。

睡眠の質も重要、
しかし時間も重要。
できれば6時間は寝ること

6時間ずっと整体を受けているようなもの！

ご紹介した「寝るだけ整体」の健康効果を実感するためには、もう1つ大切なポイントがあります。それは、1日6時間以上眠るということです。

これは、寝るだけ整体を行う以前に、健康を維持するための最低限の睡眠時間と言われているからです。自治医科大学が行った研究によると、睡眠時間が6時間未満の場合の男性と、7〜8時間の男性を比べたところ、**6時間未満だと死亡率が2・5倍になるそうです。**もちろん、本人が十分に眠れたと感じる睡眠を毎日とることが大切ですが、最低6時間は眠りたいものです。

しかも、寝るだけ整体を実践して眠れば、1日の3分の1以上の時間、整体を受けているようなもの。これだけ長時間の整体を受けるとは、なんと贅沢《ぜいたく》なことでしょう。

極上の睡眠をとって
パフォーマンスを上げたい
アラサー、アラフォーにも
おすすめ！

頭がスッキリして、仕事の効率や集中力アップにも効果的

「寝るだけ整体」は、高齢者や体に不調を抱える人のためのものというイメージがあるかもしれませんが、**決して「守りの健康法」にとどまるものではありません。**

バリバリ仕事をこなす世代が、責任ある職務をまっとうするために、もっとエネルギーを得るための**「攻めの健康法」としても、活用してほしいものです。**

できる人として注目を集めるビジネスパーソンのインタビューには、たびたび睡眠に関するこだわりがつづられています。それもそのはず。脳は体の器官のなかで、最も血液を必要とし、酸素を消費します。寝るだけ整体を実践すると血流がよくなりますから、脳にもたっぷりの血液が送られるようになります。いびきを防ぎ、深い眠りを与えてくれるので、脳の働きは活性化し、仕事への集中力も高まります。

寝つきだけでなく、寝起きもよくなる！

「寝るだけ整体」が仕事のパフォーマンスを上げる理由は、ほかにもあります。

寝るだけ整体には、**体をリラックスさせて自律神経のバランスを整える働きがあります。**つまり、休息を司《つかさど》る副交感神経を優位にしてくれるわけですが、これによって寝つきがよくなるのです。夜中にぐっすり眠って迎えた朝は、スッキリと気持ちよく起きられることでしょう。すると午前中の時間が充実します。

寝るだけ整体は痛みやこりも改善してくれますから、頭だけでなく体も快調。自律神経もしっかり働いているので、胃腸の調子もよく、食事からしっかりエネルギー補給ができます。仕事がはかどるようになるのも当然です。

寝るだけ整体は、あなたの生活や人生をも好転させる可能性を秘めているのです。

PART
3

痛みもこりも消えて、不快症状が一掃!「寝るだけ整体」体験談

ここで、寝るだけ整体がどれだけ優れた健康法なのか、さらに理解していただくために、実際に寝るだけ整体を行っている人の話を紹介します。やり方のコツや、守るべきポイント、ある程度はアレンジしてもいい部分など、参考になることでしょう。

59才／女性／会社員

悪い姿勢での長時間のパソコン作業で悪化した腰痛が1カ月で改善。仕事の集中力もアップ

長時間椅子に座って事務作業をしているせいか、若いころから腰痛に悩まされてきました。私の場合は、椅子に座りながら足を組んで、悪い姿勢でずっとパソコン作業をしていたので、今になって思えばそれが原因で腰痛が悪化したのでしょう。

40代を超えてからは、痛みが激しくなってきたので、鍼灸院《しんきゅういん》に通ったりもしました。治療してもらったときは痛みが治まるのですが、すぐにまたぶり返してしまい、ほうっておくとさらに悪化してしまいます。ですので、歩くのがだんだんとおっくうになってきて、短い距離でもすぐにタクシーや電車を使うようになりました。その結

果、運動不足になり、腰痛が悪化する悪循環《あくじゅんかん》に陥ったのです。おそらく筋肉の量が減ってきたことが原因でしょう。

そんなとき、知り合いに教えてもらったのが、寝るだけ整体です。やり方を聞くと、バスタオルをまるめて枕にしてあお向けで寝るという、実にシンプルかつ簡単な方法。これなら私にもできると思い、さっそく試してみました。

腰が痛いので、最初はあお向けで寝ることに少しやりにくさや違和感がありました。しかし、3日目からは慣れてきて、スムーズにできるようになりました。

1カ月たったころには、腰の痛みがかなり軽くなってきて、以前よりも歩くことがつらくなくなってきました。また、前よりも熟睡できるようになり、朝の目覚めがよくなったように感じます。

仕事も以前より集中してできるようになりましたし、いいことづくめです。簡単なのでこれからもずっと、寝るだけ整体を続けていきたいと思っています。

42才／女性／自営業

体のゆがみが正されて、肩こり・腰痛・冷え性が解消！ うつうつとした気分も爽快に！

中学生のころから肩こりと腰痛、冷え性が顕著にあらわれるようになり、病院で検査をした結果、脊椎側弯症《せきついそくわんしょう》と診断されました。体が横にゆがんでしまう症状で、病院で治療を受けたり鍼《はり》を打ったりいろいろ行ったのですが、芳《かんば》しい結果が出なくて困っていました。

肩に何かが取り付いているような重いだるさがいつもつきまとい、気分もなかなか晴れませんでした。体がゆ

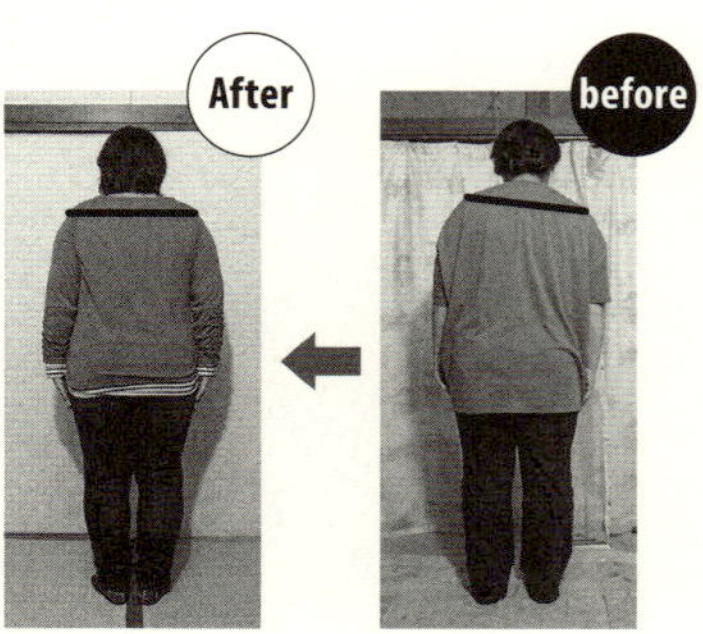

がんでいるせいか、腰痛もひどく、歩くたびに痛むし、すぐに疲れてしまうので、長い距離を歩くのがとてもつらいのです。冷え性についても、いつも鳥肌がたつような感覚に襲《おそ》われることもあり、寝るときは靴下の2枚履《ば》きが欠かせませんでした。

寝るだけ整体のことを知ったときは、寝るだけで痛みやこりが本当に治るのか、はっきり言って半信半疑でしたが、とにかく簡単にできるので、やってみることにしました。

やり始めて最初に気づいたのは、**冷えを以前よりも感じなくなったことです**。1カ月たったころには、靴下を履かなくてもぐっすり眠れるようになりました。

また、このころ親に**「右肩が前よりも上がってきたね」**と言われ、写真を撮ってもらったら、傾《かたむ》いていた体が、以前よりは少し左右まっすぐになっていました。

肩こりや腰痛もかなり軽くなり、重だるさや痛みを感じることも減っていきました。何より気分がよくなって、生きることが楽しく感じられます。

ストレートネックどころか、首が逆カーブの状態。神経の圧迫で左手が動かしにくかったが、改善した！

45才／女性／飲食店店員

私は、母と一緒に飲食店で働いています。長時間立ちっぱなしで動き回り、たくさんの料理を作りますから、首、肩、腰にはどうしても負担がかかってきます。夜中、仕事が終わるともうぐったり。体中が痛くて、私も母も眠れなくなってしまうことも。私は10代のころ、ピアノを弾いていたのですが、いつも左手の薬指に力が入らなくて、後から、骨と骨の間の軟骨が変形した、ヘルニアの症状だったということを知りました。

社会人になってから就いた仕事ではずっとパソコンを使い、それも首の負担となってしまって、本来あるべきS字型の首の曲線が失われ、ストレートネックどころか、逆S字型になっていると医師から言われました。

数年前からは、半年に一度、いきなり首が痛くなり、首がこわばり固まって、しびれるような感覚もあって、動かせなくなってしまいました。

ところが1年半前から、こういった悩み・苦しみが軽減してきました。母が整体の専門家から教わってきた「寝るだけ整体」を行うようになったのがきっかけです。

それまでは、立ちっぱなしで痛む腰をかばうつもりで横向きに寝ていたのですが、首の曲線にピタッとはまる枕をバスタオルで作り、寝つくまでの約30分はあお向けで寝てみました。**1カ月続けると、以前よりぐっすり眠っている感覚が得られ、しかも腰の痛みも軽くなってきました。**

首の変形自体がよくなったかは不明ですが、以前よりも手の指が動かしやすくなり、首の痛みも1回も起こっていないのです。寝るだけ整体の効果はすごいですね！

40才／女性／教材作家

ずっとムカムカしていた胃もスッキリ。長年のめまいも消え、手仕事に集中できるように！

寝るだけ整体に出合ったおかげで、私は大切なことに気がつきました。それは、体のどこかが痛くなったとき、その部分的な痛みだけをとろうとしても意味がなく、体が自分で自分を治そうとする力を身につける、痛みやこりなどが起こらない体を作ることがとても大切だということです。

かつて私は、肩が痛いから肩の治療、腰が痛いから腰の治療、めまいに悩んでは耳《じ》鼻《び》科《か》・産婦人科と病院に通い、不快症状1つ1つとモグラ叩きのように向かいあっては、思うように改善しないことに疲れはてて、自分の体にあきらめさえ感じていました。

寝るだけ整体を実践《じっせん》し始めたのは、4カ月前のこと。実践といっても、試したことはただ、あお向けで寝るように意識したことだけです。もちろん、それまでは横向き寝でした。それでは体がゆがむばかりと聞いて、背中、とくに肩甲骨《けんこうこつ》がふとんにしっかりと触れていることを意識しながら眠るようにしました。

最初はちょっと慣れませんでしたが、しばらくするとあお向け寝が快適になり、自然にあお向けになっていて、しかも寝つきもスムーズになりました。

ここからの体の変化は早かったですね。まず、以前はちょっと作品作りをすると、すぐに肩がこって、座っていられなかったのが、座っていられるようになり、肩こり用のシップもいらなくなりました。日課だった子供の腰のマッサージも不要になり、前職の保育士を辞める原因でもあった10年来のめまいも起きなくなったのです。

めまいから解放されると、気持ちが本当に前向きになりました。15年ほど前から悩んでいた胃の不調もなくなり、食事がおいしく食べられるようにもなりました。

44才／女性／接客業

側弯症がある私でもまっすぐ寝られて快適な毎日に！手放せなかった頭痛薬ともお別れできた

学生のころからですから、もう20年以上、頭痛に悩まされ薬に頼る生活を送ってきました。私の頭痛は、頭全体が痛むこともありますが、とくに首と頭の境目のあたりが割れそうに痛くなることがよくありました。

私は10代のころから、側弯症《そくわんしょう》といって骨格自体に少しゆがみがある症状があり、そのためか腰痛にも悩んできました。頭痛も側弯症の影響があるのかもしれないと思っていましたし、病院やリンパマッサージなどいろいろな方法を頼りましたが、治ることはなかったので、もう一生このままだとあきらめていたんです。

6年前、ゴッドハンドと評判の整体の先生に出会い、施術を受けるようになりました。痛い場所を触らないのに、体がスッと楽になるので心から感動し、アドバイスは何でも聞きました。そのなかの1つが寝るだけ整体。ただ最初は、ゆがみがある私に、あお向けでまっすぐ寝ろというのは無理があるのではと、少し疑問でした。

まずは首の曲線にピタッとはまる枕を自分で作り、10分でいいからあお向けの姿勢をとればいいと言われてやってみると、少しずつあお向けでいられる時間が長くなり、眠りに落ちると、以前のように途中で目が覚めることがなくなってきたのです。

すると、それまで姿勢が悪く首がまっすぐの状態だったのが、首の曲線ができてきました。**姿勢もすごくよくなり、いくつになっても体は変えられるんだと驚きました。**

ぎっくり腰も、そして一番の悩みだった頭痛も起こらなくなりました。会社の同《どう》僚《りょう》から「最近、薬飲んでないよね」と言われ、客観的に見ても改善していることがわかったのです。寝るだけ整体のおかげです。

不眠症や冷え性、片頭痛に毎日苦しんでいた私が、今はマラソンができるほどの健康体に！

46才／女性／事務職

5年前、寝るだけ整体に出合うまでは、こんなに元気で前向きではありませんでした。眠っても疲れがとれないどころか、腰は重くだるくて、朝から片頭痛《へんずつう》があり、起き上がるのが憂うつで。毎日、重い体と頭でなんとか会社に行きますが、デスクワークが始まると首や肩がこりでカチカチにかたまり、振り返ることもできない。つらい毎日でした。

そもそも15～16年前には自律神経失調症になり、不眠の症状がひどくて、睡眠導入《すいみんどうにゅう》剤《ざい》を飲まないと1日に1～2時間くらいしか眠れなかった、という経験もあります。

治療がうまくいき、1年弱で克服できましたが、それでも眠ることには苦手意識がありました。

けれどもそれは、体の痛い部分をかばおうと横向きに寝ていたこと、そして首が安定する枕を使っていなかったことがよくなかったためだと、寝るだけ整体に慣れたころにわかりました。首のカーブを支える枕を作って、さらに布団も薄めのものに寝るようにしたら、あお向けで寝ることが楽になり、横向き寝が逆に苦しいのです。

そして、気持ちよく深い眠りにつけるようになると、首・肩・腰の痛みも軽くなっていき、**いつも冷たかった手が、仕事中には汗ばむほど温かくなり、手放せなかった頭痛薬も必要なくなっていきました。**

1年半前から運動をしたいという欲求が芽生え、ウォーキングから始まり、1年前からはランニングを始め、マラソンの大会にも出場。今、狭かった私の世界がどんどん広がっています。

77才／男性／元会社員

整体枕のおかげで首が思いのまま動くようになり、免疫力が上がったのか口内炎ができなくなった

私はそれまでも、首にいいと聞いた枕をいくつも試してきました。以前、腰の椎間板ヘルニアを患って手術を受けたとき、主治医から「生活に支障をきたさないため、先に腰を治療しますが、首はもっと悪い状態です」と言われるほど、首の状態に問題があったからです。どのような状態かと言いますと、正面から真横を向くと首は約90度動くわけですが、私は30度が限界、しかも左右上下すべてがそうで、首を回すなんてことは痛くて、とてもできません。夜は夜で、どの枕で寝ても首のおさまりが悪くて、よく眠れませんでした。

ところが整体枕は、**初めて試した時から「これは相性がいいな」**と感じました。それまで横向きでしか寝られなかったのに、あお向けで寝ること、つまり寝るだけ整体ができるようになりました。眠りが深くなり、夜中にトイレに起きても、またスッと寝られるのです。

昼間の肩こりが少しずつ楽になり、2～3カ月後、日課にしているラジオ体操の際に、気がついたら首をぐるりと回す体操をしていました。

しかも、**前は1年間のうち3分の1くらいは、ずっと口内炎ができていたのですが、今はまったくできません。**本当にありがたいです。口内炎は免疫力と関係が深いと言いますから、私は免疫力が強くなっているのかもしれません。

相性はあるのでしょうが、枕1つでこんなに体が変わり、気持ちも明るくなるなんて思ってもみませんでした。この出合いを与えてくれた妻に感謝しています。

46才／女性／事務職

慢性的な肩こりも、整形外科のリハビリではよくならなかったぎっくり腰のくせも、改善した

今から3年ほど前のこと、知人が、「たった1回の施術で長年悩み続けていた頭痛を治してくれはった、すごい先生がおるの」と興奮した様子で、整体の先生の話をしてくれました。たしかに彼女がよく頭痛薬を飲んでいることは知っていました。

私が悩んでいたのは、頭痛ではなく肩こりと腰痛ですが、別の症状だとしても短期間で改善できるのはすごいなと思い、私も施術を受けることにしたんです。

その先生は、首や腰よりも頭蓋骨《ずがいこつ》に触れ、どうやらゆがみを整えてくれているようでした。本当に心地がよく、首や腰のこりと痛みまで和らぎ、すごいなと思ったので

すが、「施術では時間も限られているから、自分でもメンテナンスして、いい状態を維持しませんか」と言って、寝るだけ整体のことを教えてくれたのです。

私の場合はとくに、硬めのせんべい布団で寝ることをアドバイスされました。それまでベッドで寝ていたのですが、畳の上にせんべい布団を敷いて、その上にあお向けで寝てみると、意外にもその姿勢が楽に感じられました。

ですから、ずっとこの寝るだけ整体を続けています。ただし、仕事が忙しく腰に疲れがたまったりすると、せんべい布団がつらくなるので、そういうときはベッドに寝てみたりもするのですが、やはり翌朝、体の芯に疲れが残るような気がします。

「寝るだけ整体」をするようになって、**変わってきたと感じたのは、姿勢がよくなったことです。**姿勢がよくなると体に余計な力がかからないらしく、肩こりと腰痛もよくなりました。じつは学生時代からぎっくり腰がくせになっていたので、整形外科でリハビリを受けたこともありましたが、それ以上に効果を感じています。

46才／女性／会社員

整体枕は日々変化する首に合わせられ、高級枕よりも快適。首こりからも解放された

バスタオルを使って自分で作る、けっしてお金のかからない整体枕が、高価なオーダーメイド枕よりもいいなんて、今まで枕に使ったお金と探し続けた時間は何だったのかと思いました。それでも自分にピッタリの枕を手に入れたのですから、この幸運に感謝しないといけないですね。

私は子どものころから、側弯症といって背骨にゆがみがあって、首は本来あるべき曲線のないストレートネックです。仕事はデスクワークが多く、長い時間椅子に座っているのですが、首がこりやすく、すぐに筋肉がパンパンにはってしまうことが悩み

でした。

このパンパンの状態というのは、日によって違います。ですから、オーダーメイド枕などは、首の角度を測ったその日はピッタリでも、別の日になるともう首に合わなくなってしまうのです。その点、整体枕は、毎日自分でピッタリと感じるように調整できるので、本当に使い勝手がよく、すばらしく快適です。

私は、引き出物か何かでもらった日本のブランドタオルで作っているのですが、毎日洗濯もできて、肌にやさしく、とても気に入っています。

この枕があれば、側弯症の私でも、あお向け寝、つまり寝るだけ整体が自然にできて、眠りに落ちる瞬間も目が覚める時も、まっすぐ上を向いた姿勢なんです。

おかげで、**首がはることもなくなってきて**、首と一緒にパンパンになっていた右手も、**むくむことがなくなってきました。腰のだるさもなくなり**、とても助かっています。これからもずっと、寝るだけ整体を続けていきたいです。

17才／男性／学生

寝るだけ整体のおかげで、自分で治癒する力が身について、腰痛と股関節の痛みも改善した！

中学生のころから陸上部に所属して、長距離を走っています。努力した結果、成績がどんどん伸びたので、高校も陸上部が強い学校を選んで進学し、今も毎日部活に励んでいます。名門校ということもあって、部活の仲間はみんな優秀なランナー。大会の選抜選手になりたいと思っていますから、いい友人であり同時にライバルです。

負けたくない、そして自分が理想とするレースができる選手になりたい。その一心でトレーニングをしますから、ケガをしてしまうことも、筋肉や関節を慢性的に傷めてしまうことも珍しくありません。疲労骨折をする仲間もいますし、僕も中学時代から腰痛と股関節痛を抱えています。

病院にはずっと通っていますし、マッサージも定期的に受けています。それでも、スッキリ痛みがとれることはなく、陸上の選手であるということは、痛みと戦うことでもあるのだなと、正直、あきらめの気持ちもありました

最近、「人にしてもらう治療に頼るだけでなく、自分の体自身が回復する力を高めることも大切」とアドバイスしてくれる人と出会いました。そして、体が自分自身で回復するためには、寝るときの姿勢を見直すことだと教わったのです。

どのように眠るのかというと、まっすぐ上を向いてあお向けで眠る「寝るだけ整体」です。よくよく考えてみると、いつも横向きで寝ていたので、あお向けにしたら何かが変わるかもしれないと思い、試してみました。今から5カ月くらい前のことです。

最初試したら、案外あお向け寝がやりやすいことに気づき、意識して上を向いて寝てみました。するとそのまま、あお向け寝が習慣に。あお向け寝ができると、睡眠が

深くなるようで、**翌朝は気持ちよく目が覚め、前日の練習の疲れがとれているのです。**

これはいいなと思い、ずっと寝るだけ整体を続けていたところ、**腰と股関節の痛みも軽減してきました。**この変化は2カ月くらいで感じられました。長距離ランナーに限らず、スポーツ選手にとって股関節の痛みもつらいハンデになりますから、本当に助かっています。

腰痛も少しずつよくなってきていることを感じます。眠り方にはこんなに大きな影響力があるなんて、おどろきです。

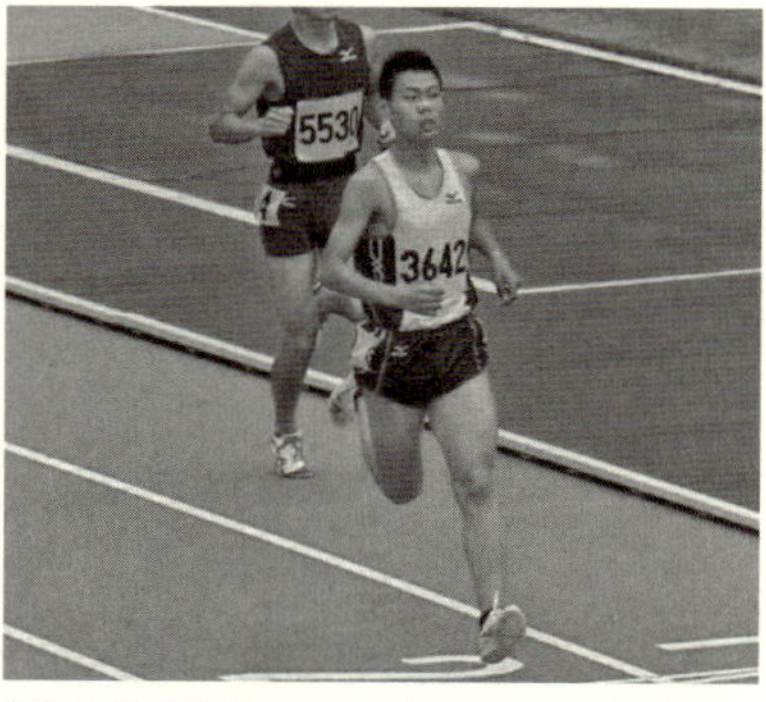

「寝るだけ整体のおかげで、ハードな練習も乗りこえられます」

PART
4

寝るだけ整体は こんな症状に効果あり! 症状一覧とその解説

首から腰、ひざまで、骨格のゆがみを整える、寝るだけ整体。

体の大黒柱とも言える背骨が、本来あるべき形に戻ると、体全体にいい影響があらわれます。

改善が期待できる不快症状と、その症状がどのようなしくみで改善していくのかを解説します。

「腰痛」が改善するしくみとは？そもそもなぜ起こる？

腰痛と一言で言っても、色々な原因が。あなたは大丈夫？

腰は私たちの体のちょうど中心にある、まさに体の〝要《かなめ》〟。この大切な場所に痛みが起こる原因を挙げてみましょう。心当たりはないかチェックしてください。

①姿勢の悪さ・同じ姿勢のまま長時間過ごす

椅子に座り続けたり、パソコン作業や家事で前かがみになったり、立ちっぱなしの姿勢を続けると、**腰の骨を支える筋肉が固まって血行が悪くなり痛みが生じます。**

②筋肉の衰え

加齢のため、あるいは運動不足を放っておくと腰の筋力が衰えて、ますます腰の骨を支える筋肉の負担が大きくなります。ちなみに①の姿勢の悪さとは、筋肉を正しく使っていないということですから、運動不足の極みと言っていいでしょう。

➡①②の対処法として、「寝るだけ整体」で筋肉への血流を高めます。さらに正しい姿勢をくせ付けすれば、比較的早く腰痛の改善につながるはずです。

③過度の運動や動作

激しい運動をしたり、長い時間運動し続けたり、重いものを持ち続けたときも、腰の筋肉に負担をかけ腰痛が起こることがあります。

➡要注意なのは、スポーツ選手のように毎日同じ筋肉が酷使されると、疲労がたまり続けて骨を支える力が弱まります。「寝るだけ整体」で日々メンテナンスを。

④骨の老化

骨粗しょう症で骨がもろくなり、圧迫骨折や背中が曲がり、腰痛が起こります。

➡食事でカルシウムやビタミンKを十分にとることが大切ですが、「寝るだけ整体」で、1日6時間以上深い睡眠をとることで、骨も含め体全体の老化を防ぐことも有効だと言えます。

⑤内臓などの病気

胃腸や肝臓、女性は子宮などの病気があると、腰痛が起こることがあります。

⬇医師の診察は欠かせませんが、「寝るだけ整体」は体のゆがみにより内臓器官にかかる負担を取り除き、血流をよくするので、病気回復の一助になるはずです。

「寝るだけ整体」は、ほぼすべての腰痛の原因とも言える①〜⑤の改善を行うので、以下のような腰の病気・症状すべての予防・改善に役立ちます。理由は簡単。「寝るだけ整体」は骨格そのものを、痛みの起こりにくい健全な状態にするからです。

・ぎっくり腰（腰椎近くにある小さな関節の捻挫《ねんざ》によって起こる激痛）
・椎間板ヘルニア（骨と骨をつなぐ椎間板の亀裂《きれつ》から飛び出した組織が神経を圧迫）
・すべり症（縦に連なる脊椎《せきつい》が前後にずれ、神経を圧迫。しびれ、強い痛みが生じる）
・腰部変形性脊椎症（腰椎が変形し、トゲのように突出。神経を刺激する）
・脊柱管狭窄症《せきちゅうかんきょうさくしょう》（すべり症が進行し、背骨内の神経の通り道が狭くなり神経を圧迫）

変性した組織の修復にも、正しい姿勢を覚えさせ、血流を高めることが重要です。

「肩こり」「首の痛み」が
改善するしくみとは？
そもそもなぜ起こる？

肩こりがあるのは日本人だけ、それって本当？

肩こりとは、具体的には筋肉が緊張している状態のことを言います。筋肉は、ゴムのように伸びたり縮んだりすることで動くわけですが、緊張というのは、縮んで固くなった状態のことです。

例えば、腹筋運動をするとお腹のあたりが引きつるように痛みますが、これが**肩、正確に言えば首の付け根あたりで起こっているのが肩こりです。**

ちなみに、「外国人には肩こりはない」という話を聞いたことのある人もいるかと思いますが、これは単に言葉の問題。外国語のほとんどは肩というと腕の付け根周辺のことを言うので、肩こりという言葉がピンとこないだけで、首の付け根周辺のあの痛みは、万国共通のものです。

肩こりが起こる原因について、よく言われているのは以下の3つです。

①姿勢の悪さと運動不足

椅子に座りっぱなしで、目や手先を使う仕事や家事をすることが多い現代人。長時間同じ姿勢でいることによって、筋肉が過度に緊張状態のまま固まってしまうのです。さらに、運動不足になると、肩回りの筋肉を動かしてほぐす機会がなくなります。

②ストレス

精神的なストレスがかかると、気がつかないうちに体全体に力が入ってしまいます。もちろん、首や肩も含まれ、筋肉が過度に緊張状態になってしまいます。

③冷え性

冬の寒さだけでなく、夏場の冷房にも要注意。高い場所から首や肩に直撃するからです。寒さで肩回りの血流が悪くなると、筋肉の緊張状態はさらに悪化します。

私はこれらに、慢性的な肩こりの原因として、ゆがみを加えるべきだと思います。慢性の肩こりの大多数は、頸椎（首の骨）や鎖骨《さこつ》、肩甲骨（肩を支える背中側の骨）のゆがみが原因で起きています。また、最近は、首がはり痛むことを「首こり」と呼び、悩む患者さんも急増。これは頭と首のつなぎ目の痛みで、やはり首周辺のゆがみの影響でしょう。

もともと体重の10％前後を占める頭や、両肩にぶら下がる腕の重さを支えるため、首から肩にかけての筋肉には常に負担がかかっています。**例えば頭の位置が5センチ前にずれると、それだけで2倍の重さがかかってくると言われているのです。**

その状態で細かい作業やパソコンなどのデスクワークを長時間続けると、筋肉は深く重く疲労します。本来なら作業が終われば疲労も治まるものですが、頭や腕の重さを支える土台がゆがんでいるから、作業終了後も一晩寝ても疲労が取れません。そこで、首の本来あるべき曲線を支える枕を使い、土台のゆがみを正す「寝るだけ整体」が有効なのです。

「頭痛」「目の疲れ」が改善するしくみとは？そもそもなぜ起こる？

自分の頭痛のタイプを考えてみましょう

頭痛の原因はいくつかありますが、まずは脳外科で治療を行う必要のある脳腫瘍《のうしゅよう》などが原因である頭痛と、整体やカイロプラクティックなどの施術《せじゅつ》が効果を発揮する頭痛に分かれます。痛みが強かったり、なかなか改善しなかったり、痛みが強まっていく感覚があれば、まずは脳の専門医または、病院内の頭痛外来を受診してください。

さて、次に「寝るだけ整体」による改善が期待できる頭痛のタイプを紹介します。脳の血管が拡《ひろ》がって痛む**「片頭痛」**、頭部を包む筋肉が緊張して痛む**「緊張型頭痛」**、起きたり止まったりをくりかえす**「群発頭痛」**の3つがあげられます。

片頭痛は、脳血管が急激に拡張して、その周囲にある三叉神経《さんさしんけい》（顔の感覚を脳に伝える神経。脳から出て目、上あご、下あごに向けて分かれている）を刺激、炎症物質が分泌されてさらに血管が拡張することで起こります。血管の拡張は、光や音の強い刺激、女性ホルモンの変動のほか、寝不足や疲労など強いストレスから解放されたとき、急に血管がリラックスして拡がり起こることが多いようです。片頭痛は、脈打つように痛み、ときに吐き気も伴うのが特徴です。

一方、緊張型頭痛は、首や肩からつながっている頭部を包む筋肉が緊張することで起こります。筋肉の緊張で血流が悪くなった結果、筋肉内に老廃物《ろうはいぶつ》がたまり、頭部、とくに後頭部周囲の神経が刺激されて起こります。

うつ病が原因のケースもあるようですが、精神的・身体的ストレス、とくにパソコンやスマホの操作などで長時間同じ姿勢をとり続けている人に起こりやすいです。

群発頭痛は男性に多く、片方の目の奥が激しく痛むのが特徴です。原因は、まだはっきりしていませんが、片頭痛と近く、脳内血管の拡張にあると言われています。

緊張型頭痛は姿勢や首のゆがみによって起こる肩こり（98～101ページ参照）と似ていて、寝るだけ整体が有効であることはご理解いただけることでしょう。

また、寝るだけ整体は、自律神経が整う効果があるので、自律神経がコントロールする血管の働きが整えられることが期待できます。ですから、**血管の拡張・収縮の乱れで起こる片頭痛や群発頭痛の改善にも有効と考えて間違いない**でしょう。

目の疲れも首のこりと関係が深い

脳の血管は目の組織にもつながり、酸素や栄養を届けています。ですから、血管トラブルは目にも悪影響を及ぼします。眼精疲労のうちはまだいいですが、目の老化が進み器官が壊れたり、変性したりすると、自力での修復は難しくなります。

白内障や緑内障、黄斑《おうはん》変性症などの老化による病気を招かないよう、「寝るだけ整体」で首のこりをとり、血流をスムーズにすることで、予防に努めたいものです。

「坐骨神経痛」「股関節の痛み」が改善するしくみとは？
そもそもなぜ起こる？

股関節のあたりに何とも言えない痛みがあったら…

読者のみなさんの中に、こういった症状に悩んでいる人はいないでしょうか。

・お尻や腰、脚に鈍い痛みやツッパリ感がある
・動作や姿勢によって足がしびれてくる
・ずっと立っているのが辛い
・座っているのも辛い

これらが当てはまり、坐《ざ》骨《こつ》神経痛《しんけいつう》と診断された人は少なくないでしょう。坐骨神経痛とは病名というより、一種の症状名です。**原因としては、中年期までは腰椎椎間板ヘルニアが、高齢になると腰《よう》部《ぶ》脊柱管狭窄《せきちゅうかんきょうさく》によるものが多いとされています。**

椎間板とは、ブロック状に積みあがっている背骨の1つ1つの間にあって、背骨をつなぎ、クッションの役目をしています。その繊維の一部から中身が突出し、神経を圧迫する、これが腰で起こるのが腰椎椎間板ヘルニアです。

腰部脊柱管狭窄は変形した椎間板と、背骨や椎間関節（背骨の背面側にある、尖《とが》った骨どうしの接続部分）から突出してしまった骨などにより、背骨にあるトンネル状の神経の通り道、脊柱管内の神経が圧迫されること。

ヘルニアも狭窄症の場合も、下半身とつながる坐骨神経が圧迫され、下半身に痛みやしびれを引き起こす、というのが一般的な発症のしくみとされています。

ただ、**脚の付け根の痛み全部を坐骨神経痛と決め、股関節の治療だけを行っても改善は難しいでしょう**。それは、たとえお尻側の痛みであっても、実は首や腰、ひざや足首だったりと、一見すると関係なさそうな場所に問題があったりするからです。

なぜ、首や腰、ひざや足首が坐骨神経痛に関係しているのでしょうか。

それは、39ページの図解にもある通り、首の骨にゆがみがある人は、体全体の骨格がゆがんでいるからです。どこか一部が痛んだら、そこだけが悪いということはありません。例えば同じ坐骨神経痛でも、太ももの付け根の骨の前方と、後方（お尻側）の痛みは、同じ原因で起きているケースがよく見られます。それは、太ももの関節を支える筋肉のバランスが悪く、片方は強く関節に巻き付き、片方は緩んでいるから。筋肉が強く働く緊張状態の側は、神経が圧迫されて痛みが出ます。そして緩んでいるほうも筋肉組織が伸びて、質が悪化します。このようなバランスの悪さを整えるには、体のどこかに負担が集中する骨格のゆがみから改善しなくてはいけません。

そこで、**首、腰、ひざなどのゆがみもトータルに改善する「寝るだけ整体」が、効果を発揮するのです。**

また「寝るだけ整体」により、股関節周辺の筋肉全体が緩み、血流がアップします。すると少しずつですが、神経を圧迫し痛みの原因となっている椎間板などが、改善することもあるのです。

「ひざ痛」が改善するしくみとは？そもそもなぜ起こる？

姿勢のくせによって、さまざまなタイプのひざ痛が起こる

姿勢が悪いと腰を傷める。このことはあなたも直感的に理解できるかと思うのですが、**実は、ひざ痛も腰痛に負けないくらい姿勢の影響を受けています。**

まず、立ち姿勢が悪ければ、体重の重みが直接ひざにかかってきますから、いろいろなタイプの姿勢がさまざまにひざに影響します。いくつかあげてみましょう。

①猫背の影響

骨盤が後ろに傾《かたむ》き、そのバランスをとろうとひざが前につき出て、常に少し折り曲げた状態に。そうなれば当然、筋肉はひざを曲げた状態を支え続け、また関節内の軟骨にも負担がかかった状態になります。

②お腹をつき出した姿勢の影響

お腹が前方につき出されると、腰が反ってお尻が後ろに出てしまいます。すると、ひざは体の中心線より、後方に下がります。

そうなると、ひざも反《そ》った状態になり、ひざ周辺の筋肉を引っ張って伸ばしてしまいます。また、同時にひざの半月板にも負担を与えてしまうのです。

③つま先を内側に向けて立つ姿勢の影響

ひざに影響を与えるのは、腰やお腹など骨盤周辺の骨格の姿勢だけではありません。実は、足首や足先にも注意が必要です。**つま先が内側に向くと、ひざも内側に曲がりO脚になってしまいます。**

すると、ひざの内側の筋肉に負担がかかり、痛みの原因となっていきます。

O脚

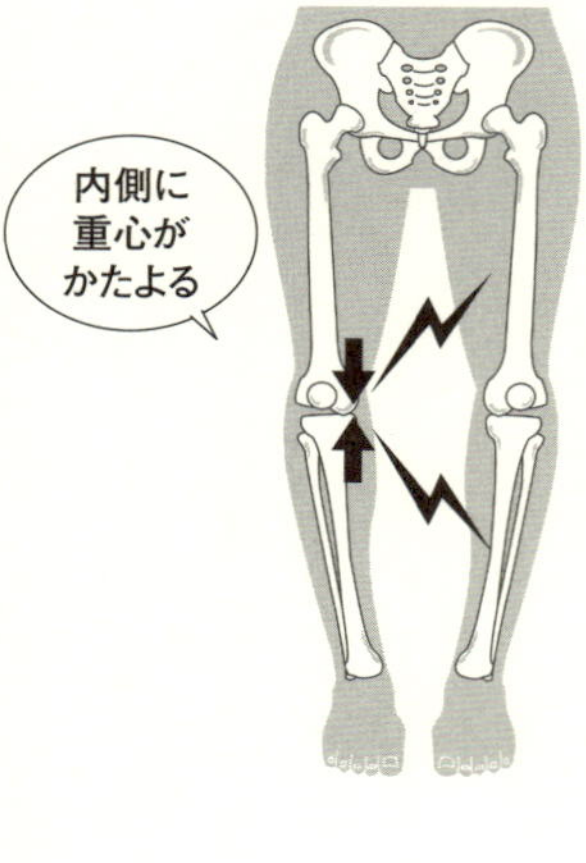

④つま先を外側に向けて立つ姿勢の影響

③の逆で、内側に向いた足首と重心をとりあうため、ひざは外側を向きます。**X脚の状態になり、ひざの外側の筋肉に負担をかけ、**さらに腰も反った状態になります。

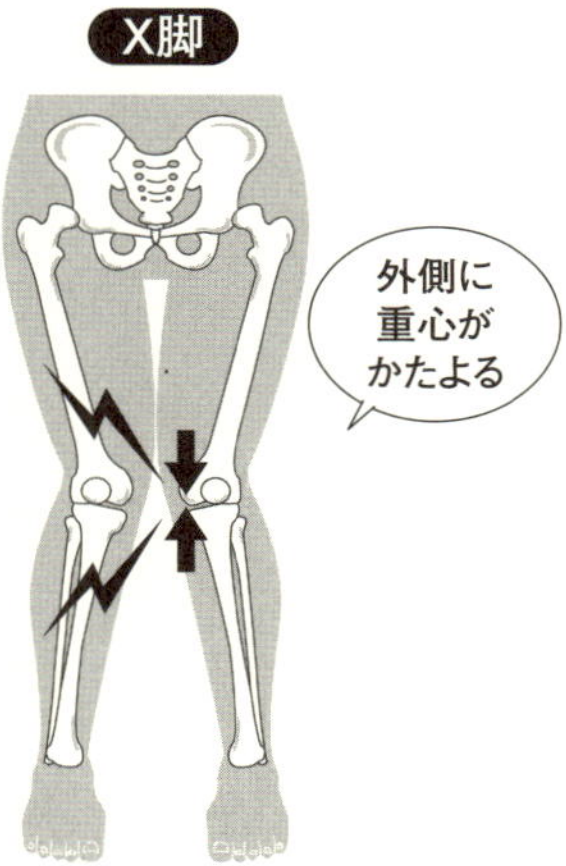

①②の姿勢は、もちろん「寝るだけ整体」で、寝ている間に正しい姿勢のくせをつけ、ひざの筋肉を十分に休息させることで、痛みの改善が見られるはずです。

また、③④も骨盤のゆがみが整えられますから、あとは昼間、つま先の方向をまっすぐにすることを意識すれば、痛みの改善につながるでしょう。

「めまい」が
改善するしくみとは？
そもそもなぜ起こる？

寝るだけ整体は、めまいにも効果あり！

めまいにもさまざまな原因があります。しかも原因を特定することが難しく、また原因が複合していることも少なくありません。実際に病院などで治療してもなかなか縁が切れず、悩んでいる人はかなり多いようです。

そういう人こそ、「寝るだけ整体」を試す価値があります。

脳腫瘍など重篤《じゅうとく》なものを別にすると、めまいの多くは、耳の中で体のバランス感覚を維持している三半規官《さんはんきかん》という器官のトラブルで起こります。内耳《ないじ》のリンパ液が増えてしまうメニエール病や、耳石《じせき》という耳の奥にある組織が三半規官に入り込む、といった病気もありますが、自律神経の乱れでも、三半規官のトラブルは起こります。

PART2でも触れていますが、自律神経の乱れは、誰にでも起こりうることです。

自律神経の乱れは、ストレスや睡眠の質の低下でも起こります。そして、「寝るだけ整体」によって睡眠の質がよくなることは、先に言っておきましょう。

繰り返しになりますが、自律神経は活動を司る交感神経と休息を司る副交感神経の2つで成立していて、両方が交互に働くことで、私たちの健康は支えられています。自律神経失調症の人は、それら2つのバランスが崩れることにより、神経も内臓も正常に働かなくなっていきます。

そして、三半規管に血液が届きにくくなり、体のバランス感覚を維持する機能が低下したり、神経が誤作動を起こしやすくなったりします。その結果、目が回ってまっすぐに立っていられない、めまいという症状が起こるのです。

ですから、**寝るだけ整体で、深く質のよい睡眠をとることが有効と考えられます。**

また、めまいの原因は、耳の中の組織だけではありません。実は首も、めまいと深く関係しているのです。

実際に、医学の世界でも、首の骨から来ているめまいのことを「頸性《ついせい》めまい」と呼んでいて、その関連性が認められています。

さらに言うと、**首の曲線が正常な人には、めまいはほとんど見られません。**その一方で、めまいがある人の多くに、首こりやストレートネックが見られるのです。

首の骨・頸椎には大切な神経が通っていますし、心臓から脳や耳の組織に血液を送る重要な血管も首を通っています。ですから、首のゆがみが神経の働きを乱し、三半規官の健全な働きを妨げることも充分に想像できます。

「寝るだけ整体」が、首のゆがみの改善に効果的であることは、ここまでにも何度かお話ししてきました。整体枕で首への負担をなくし、深く眠ることで副交感神経が優位になります。するとトラブルが生じた耳の中の組織も、スムーズな回復が期待できるのです。

「胃の不調」が
改善するしくみとは？
そもそもなぜ起こる？

胃の働きは、全身の健康をはかるバロメーター

内臓と一言で言っても、たくさんの種類がありますが、その中でも存在感のあるものといえば、胃が筆頭にあげられるのではないでしょうか。

私たちは1日に基本3回食事をしますが、お腹がすいたり、満腹になったり、消化が進んでいるかどうか感じながら過ごしています。そして、その調子の良し悪《あ》しで、体全体の具合を推しはかったりもしています。

さて、この胃の調子が悪くなるときは、どのようなときでしょうか。

もちろん食べ過ぎが続くと、働きが悪くなってくる感覚はあるでしょう。ですが、それ以外にも睡眠不足やストレスなどが原因で、食欲が急激になくなる、このような経験は誰にでもあると思います。そう、何度も触れていますが、**自律神経は睡眠の質**

の低下とストレスに弱く、胃の働きをコントロールしている自律神経が乱れれば、胃も弱ってくるのです。

胃の働きは、おもにリラックス状態を司る副交感神経が優位のときに活発になります。具体的に言いますと、胃酸の分泌がスムーズになって消化が進むのです。

ですから、しっかり睡眠をとって、副交感神経がきちんと優位になる体のくせを作ってあげたいものです。そのために、寝るだけ整体で睡眠の質を高めるのはとても有効な方法なのです。

さらに胃の不調の改善のためには、日常の姿勢にも目を向けるべきでしょう。

それは、体にゆがみがあり腰痛などに悩む人のなかに、胃の不調に悩む人が多く、姿勢の悪さと胃腸のトラブルの関係性が見えてくるためです。

姿勢の悪さは胃を圧迫する！

猫背の姿勢は、全身で内臓を内側に抱え込むような形になります。これによって胃は圧迫され、働きが悪くなります。

胃の調子が悪いなら、姿勢を正すためにも寝るだけ整体を実践したいところです。しかし、そんな人ほど横向きの姿勢で寝てしまう傾向にあります。というのも、多くの人は、無意識に胃をかばうために、背中を丸めてしまうからです。それにより、さらに猫背を悪化させ、胃の不調を長引かせてしまうのです。

あお向けで寝ることが楽に感じられるように、**就寝2時間前に、腹八分目の量の食事を済ませ、胃を軽くして寝るだけ整体を行ってみてください。**姿勢が矯正され、さらに眠りが深まって自律神経が整えば、胃の調子も回復することでしょう。

#「ストレートネック」「手のしびれ」が改善するしくみとは？そもそもなぜ起こる？

手の痛みやしびれは首に原因があることも

ぶつけたわけでもないのに手がしびれる、指先が痛む――「40代の女性に急に増えるリウマチではないかしら」「家事などの細かい作業をしていて腱鞘炎《けんしょうえん》にでもなったのでは」、そのように考えて病院に行ったものの原因がわからなかった、という話をしばしば耳にします。**このような場合、原因は首にあることが少なくありません。**

というのも、手や指先を動かしている神経は首の骨（頸椎）から伸びているからです。実際、首にゆがみがあると、この神経に触れたり圧迫したりして、手に痛みやしびれが起こることは、よく知られています。

知られていても、まず病院での検査や診察は、手の骨に異常はないかというところから始まるので、多くの人は、核心にたどりつくまで時間がかかることも多いようです。

下の図解はデルマトームといい、それぞれの神経はどこの脊髄《せきづい》から出て、どこの体の部位、皮膚表面とつながっているかを示すものです。

図に示された英語の頭文字のアルファベットは、頸椎（首）を「C（Cervical）」、胸椎（胸）を「T（Thoracic）」、腰椎（腰）を「L（Lumbar）」、仙椎《せんつい》（骨盤）を「S（Sacral）」があらわしています。

イラストでは腕から指先にかけて「C6」「C7」「C8」とありますが、これは、この部分にしびれがあらわれたら頸椎の骨の6、7、8番目の神経に問題が

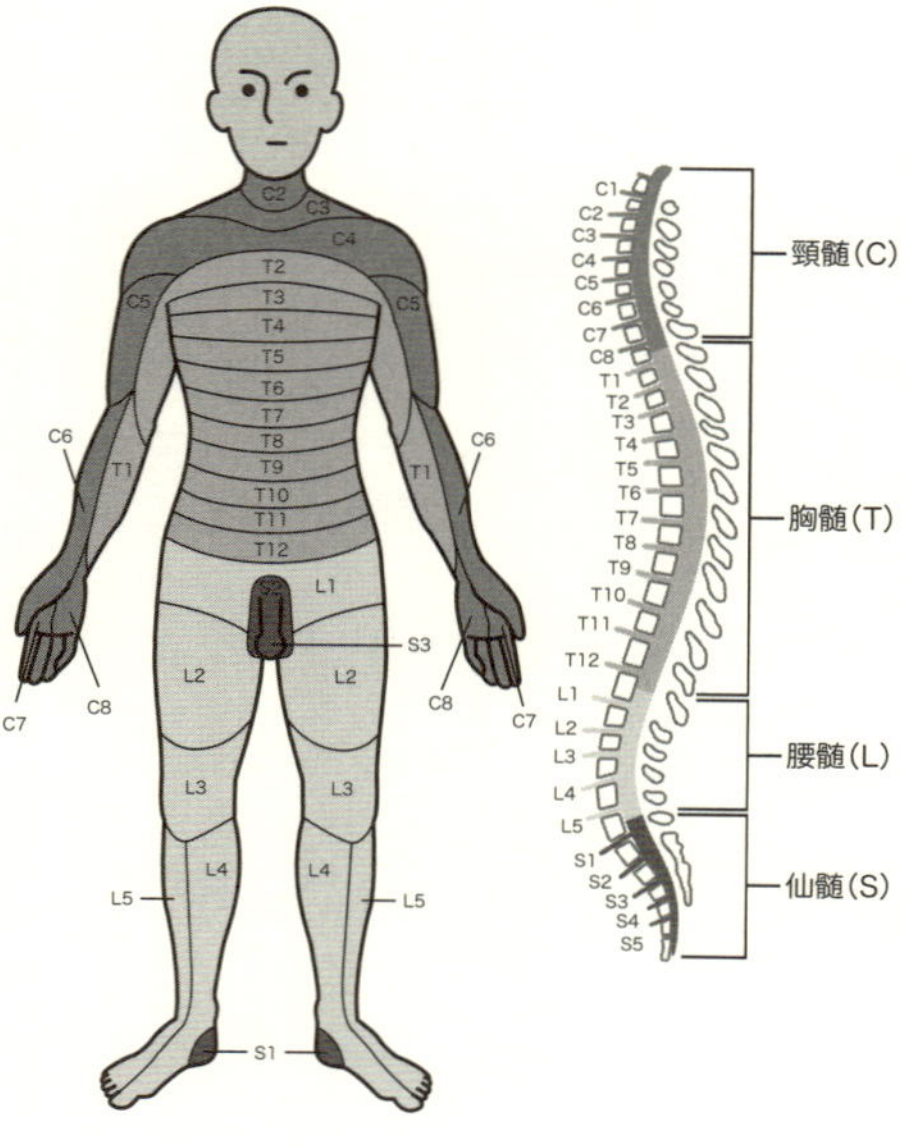

ある可能性を示しています。

これは例えばストレートネック、つまり首が本来の曲線を描かずにまっすぐの状態になることで、症状が起こる場合があります。頸椎の骨の6、7、8番目から手に伸びている神経が圧迫され、そこからしびれが起こることもあるのです。

初期の段階のしびれをなくすには、**ストレートネックを改善していくことが1番の早道**。「寝るだけ整体」で首の曲線を取り戻して、全身のゆがみの改善を目指しましょう。

最後に、簡単な自己チェック方法がありますので、紹介しておきましょう。

①壁に背中をつけて立ち、姿勢を正す

②あごを引いた状態で、後頭部が壁に触れるか確認する。そのさい、首の後ろに握りこぶしが入るかどうかも確認する

後頭部が壁に触れない場合、または意識して頭を後ろへ反らさないと触れないという場合は、ストレートネックの可能性が高いと言えます。

「便秘」が改善するしくみとは？
そもそもなぜ起こる？

姿勢の悪さによって悪化する便秘もある

便秘もまた、いろいろな原因があり、それらの原因が複雑に絡《から》みあっていることが多いです。そのため長年悩み続けながら、解消に至っていない人は多いようです。

便秘の原因として、**食生活の偏《かたよ》り**（食物繊維の不足）、**腸内細菌が悪玉優位になっていること**、**運動不足**（腸への刺激の不足）、**便意をがまんし続け便意に鈍感になっている**（便秘薬の強い便意に慣れてしまう場合も含む）、といったものがあります。

ここまで、姿勢の悪さが体をゆがませることと、正しい睡眠がとれないせいで自律神経が乱れることについて。この2つがどれだけ健康に悪影響を及ぼすか、お話してきました。そして、この2つは便秘にも当てはまります。この2つを寝るだけ整体で改善できると、便秘の解消にもつながるということをお伝えしたいと思います。

猫背の姿勢が腸を圧迫して働きを悪くする

骨盤には、いくつもの内臓を支える働きがありますが、骨盤がゆがむことで、胃腸を中心とした内臓が下垂する、つまり下に下がってしまうことがあります。**正しい位置にない内臓は、本来の働きを全うすることができません。**

とくに便秘と関わりの深い大腸は、骨盤の左右、そして上下のなかで円を描くように存在し、直腸は最も下の方にあるので、他の臓器の重みで押されてしまいます。その結果、骨盤がダメージを受けてゆがみ、便秘の原因になってしまうのです。

骨盤のゆがみを招くのは、姿勢の悪さです。

立っている姿勢はもちろん、注意したいのが椅子に座っているときの姿勢です。

パソコン操作などデスクワークをしたり、本を読んだり、テレビを観るにしても、つい前のめりの前傾《ぜんけい》姿勢や猫背などになりがちです。

このような姿勢をとると、骨盤の上部が後方に傾き、お腹が内側に折れ曲がった状態になります。すると腸が圧迫され、働きが鈍くなるので、便秘の原因となってしまうのです。

また、**腸は自律神経との結びつきが強いです。**自律神経のうちリラックス状態を担当する副交感神経の働きが落ちると、スムーズな排便ができなくなります。

ここで、しっかりとした睡眠リズムが維持できていれば、ぐっすりと眠って目が覚めたタイミングで便通があります。

骨盤の状態を本来あるべき位置に戻す、「寝るだけ整体」を実践することで、内臓も夜のうちに正しい位置に戻ります。内臓がストレスから解放されれば、自律神経も整いやすく、また血流もよくなります。

「生理痛」「更年期障害」が改善するしくみとは？そもそもなぜ起こる？

女性特有の症状にも「寝るだけ整体」を

タイトルには生理痛と更年期障害をあげていますが、その他の婦人科にまつわる症状、さらに、骨盤の底で子宮や卵巣を支える骨盤底筋に関わる症状も、「寝るだけ整体」で改善する可能性があります。

まず、主な症状をあげていきましょう。

①生理不順
②月経前症候群（ＰＭＳ）
③不妊症
④頻尿・尿もれ
⑤便秘

⑤の「便秘」については、126~129ページですでに解説している通りです。骨盤内にある腸は、骨盤にゆがみがあると圧迫されて、その働きが悪くなり、便秘の症状を引き起こします。

このような現象は腸だけに限りません。骨盤内にある内臓は、すべて骨盤のゆがみの影響を受けます。婦人科系の症状は、子宮や卵巣《らんそう》に起こるもの。そして、子宮も卵巣も骨盤内にあります。もちろん婦人科での治療を受けることも大切ですが、寝るだけ整体で骨盤のゆがみを正すことも相乗効果となって、改善につながります。

骨盤のゆがみは、日ごろの姿勢の悪さによって悪化します。姿勢の悪さは、筋肉の動きのバランスを乱します。そこで、骨盤などの骨格のゆがみも、なるべく悪化する前に、筋肉のバランスを整えることで改善します。

寝るだけ整体で、筋肉と骨盤のゆがみが整えば、子宮や卵巣が圧迫から解放され、血流もスムーズになるので、不快症状も防ぐことになるでしょう。

骨盤の底には、骨盤内の内臓をハンモックのように支えている骨盤底筋という筋肉があります。この筋肉も圧迫から解放され、血液がしっかり流れて栄養を運んでくれれば、いつまでも若々しい状態が保てます。すると、**骨盤底筋の老化によって起こる頻尿・尿もれの予防にもつながる**わけです。

更年期障害は自律神経失調症と深いかかわりが

さらに、更年期障害や月経前症候群であらわれる症状には、眠気、不眠、頭痛、イライラ、憂うつ、不安、無気力があります。これらの症状を見てお分かりの通り、どれも自律神経の乱れが原因で起こるものが多いです。

寝るだけ整体で、体中の筋肉をリラックスさせ副交感神経を優位にすると、自然治癒力が高まり、そうした症状の改善も期待できるのです。

「冷え性」「免疫力の低下」が
改善するしくみとは？
そもそもなぜ起こる？

筋肉と血管の働きが冷え解消の鍵

姿勢の悪さは、部分的に筋肉の過剰な緊張を作ります。また、体重がかかる部分に偏りが出るので、部分的に負担が大きくなります。すると、その周りの骨や筋肉、血管、内臓を圧迫してしまうのです。

ここから、冷え性について解説をしていきますが、まず知っておいていただきたいことは、**体を温め、冷えを防ぐための体の装置は、筋肉と血管だということです。**

筋肉は動くときに熱を発します。この熱が体温を上げてくれます。

また、血液は体温が高めの体の中心から、体温が低めの末端《まったん》に流れていくのですが、これによって、末端を温める働きをしています。

ですから、筋肉と血管が圧迫され、動きが鈍くなることは、冷えを招くのです。

とても単純なメカニズムですが、**姿勢の悪さ→筋肉や血管の圧迫→筋肉の働きが妨げられる→血管内の血液の流れが悪くなる→体温が上がらず冷える、これが現代人に冷え性が多いことの大きな原因と考えていいでしょう。**

筋肉が圧迫されること、つまり筋肉が緊張状態にあると、私たちの体のなかで内臓や血管の働きをコントロールする自律神経のうち、興奮状態を司る交感神経が優位になります。緊張状態が長ければ、そのぶん交感神経優位の時間も長くなり、自律神経のバランスが乱れてしまいます。

すると、直接圧迫されている部分だけでなく、全身が交感神経優位になり、体全体の筋肉が緊張状態に。血流は周囲の筋肉によって圧迫されますから、全身の血流が悪くなり、冷えは悪化してしまうのです。

さらに、現代人は運動不足の人が多いです。筋肉の量が少ないために、作ることのできる熱量も少ないという問題もあります。

免疫力を上げるには、寝るだけ整体で自律神経を整えて

私たちの体をあらゆる病気から守る免疫力は、冷え性によって低下します。筋肉が緊張した交感神経優位の状態では、免疫力の源である白血球を作り出す力が低下し、さらに血流が悪いと、血液が白血球を体の隅々に送る力も低下します。

血液は体中の約60兆個の細胞に栄養と酸素を送り、代わりに老廃物《ろうはいぶつ》を持ち帰ります。そして体の中の異物を退治する白血球を運び、パトロールをさせています。**血流が悪化すると、体内の異物（ウイルスや細菌、ガンの芽）を発見しても、それらから体を守る白血球の数が集まりにくくなり**、発病しやすくなってしまうのです。

筋肉と血流を活性化させ、自律神経を整える寝るだけ整体がここでも活躍します。

「歯のくいしばり」が改善するしくみとは？そもそもなぜ起こる？

歯を磨いても虫歯になりやすい人はご用心

あなたは歯のくいしばりについて、意識したことはあるでしょうか？

私たちが昼間使った体は、夜寝ている間に回復するのですが、睡眠中にさまざまな形で負担を掛けてしまうケースもあります。口を開けていびきをかくことについては、62～65ページで解説した通りですが、歯をギュッとくいしばって眠ることも問題です。

まず、**歯のくいしばりがひどい人は、きちんと歯を磨《みが》いていても虫歯になりやすいといいます**。それは、歯と歯がお互いに強い力で押し合っているので、歯の表面のエナメル質にひびが入るからです。このひびに虫歯菌が入り込むので、菌を歯磨きでは除去しにくく、しかも菌は歯の奥の組織へと入り込むので、歯を傷めやすいのです。

また、歯の根っこにも大きな力がかかるので、歯茎の組織も傷めます。

くいしばりは、ほかにもいくつかの症状の原因になります。それどころか実は、体全体に悪影響を及ぼしているのです。

具体的には、頭痛、肩こり、めまい、腰痛などの症状です。

くいしばりをすると、頭や首につながるあごの筋肉を酷使《こくし》します。するとその緊張が頭の筋肉、首から肩につながる筋肉まで伝わってしまい、首から肩のこりや緊張型頭痛（104ページ参照）を引き起こすのです。首こりは117ページでもお話ししたとおり、めまいも引き起こします。そう考えると、原因不明といわれるめまいの中には、くいしばりが原因で起こるものも一定数あると考えられるのです。

そして腰痛ですが、全身の骨はつながっていますし、筋肉もつながっています。ですから、あごのゆがみは、首、背中と伝わって、腰にまで影響していてもおかしくないのです。

実際にくいしばりがある人の中に、肩、腰の不調を訴える人は少なくありません。

そもそも、歯のくいしばりはなぜ起こるのでしょうか。私たちは日常で話をしたり物を食べたりするなかで、少しずつあごにゆがみが生じていきます。そうすると、それが気になって無意識に歯を食いしばってしまうのです。

とくにストレスを抱えている人、例えば仕事が忙しかったり、スポーツ選手などのプレッシャーを感じている人に多く見られ、睡眠が浅い状態のときに、体が勝手に始める行為だと言われています。ということは、くいしばりをしている人は睡眠が浅くなりやすく、慢性的《まんせいてき》な睡眠不足につながります。すると自律神経のバランスも乱れ、血管や内臓などに不調があらわれる場合もあるのです。

寝るだけ整体で使う「寝るだけ整体枕」は、首を本来あるべき形に整えるのですが、これが首やあご周辺の筋肉を緩めるので、くいしばりを防ぐ効果も期待できます。

そして深い睡眠に誘ってくれるので、体や脳はしっかり休息でき、昼間のストレスに対しても耐性が整うはず。歯科医に相談し歯を守るマウスピースを着用することも大切ですが、首にあった枕で寝る「寝るだけ整体」もきっと役に立つことでしょう。

「ダイエット」が成功するしくみとは？

スタイルよく見える近道は、姿勢を正すこと

ここまで数々の症状に対して、なぜ寝るだけ整体が効果的なのかをお話ししてきました。すべては、正しい姿勢を体に思い出させ、骨格が整うこと、そして深い睡眠が得られて自律神経が整うことが根本にあり、それが体すべての不快症状の改善につながるという、とてもシンプル＝単純なしくみです。

単純さというキーワードでもう少し語るなら、**ダイエット、つまりスタイルをよく見せるには、姿勢を正すのが一番の近道です。**

体重が同じであっても、姿勢がいいだけでスリムで若々しく見えます。

次ページで紹介している2点の写真からも明らかでしょう。

そして、スリムで若々しく見える姿勢は、寝るだけ整体で、寝ている間に体に覚え

させておけばいいのです。無理な食事制限や、激しい運動をしなくても、寝ている間にダイエットできるとすれば、こんなにうれしいことがあるでしょうか。

さらに、寝るだけ整体で、自律神経を整えて冷えを解消し、便通もスムーズな**新《しん》陳《ちん》代《たい》謝《しゃ》のいい体を作れば、脂肪がたまりにくい体になります。**そうなれば体重も自然に減少することでしょう。

睡眠という基本的な事柄を見直し、大切にすることから始めてみませんか。

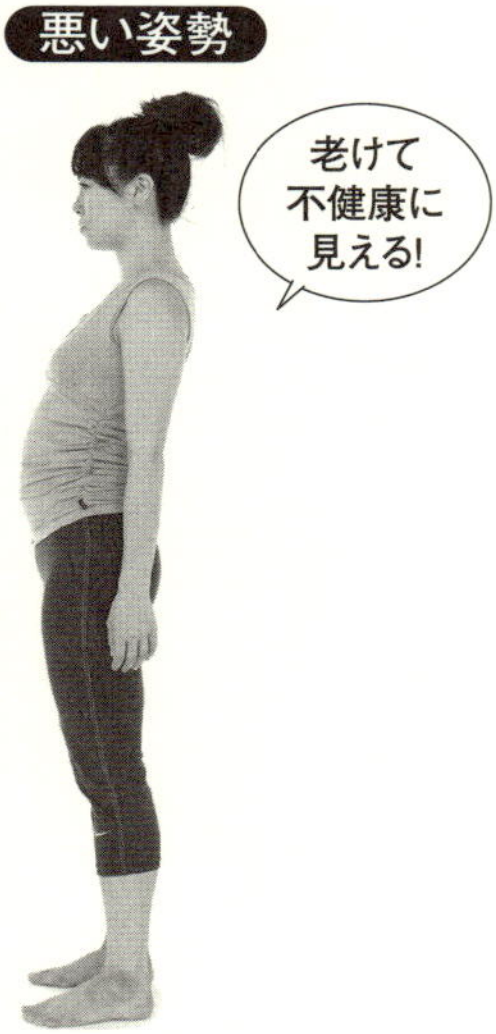
悪い姿勢
老けて
不健康に
見える!

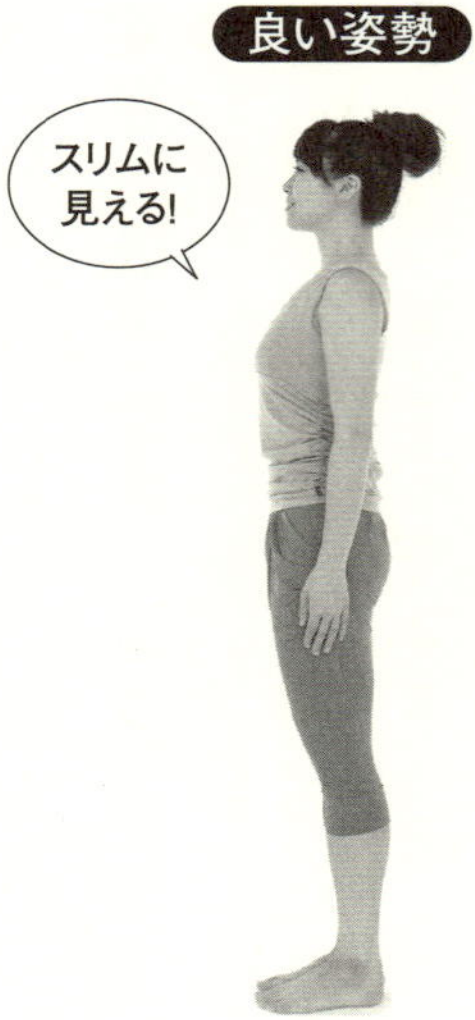
良い姿勢
スリムに
見える!

PART 5

「寝るだけ整体」のことがもっとわかる！質問コーナー

この本をここまでお読みになって、もうすでに寝るだけ整体を試している読者も、たくさんいることでしょう。

ただ、始めてみると、「これでいいのかな？」という疑問もわいてくるかもしれません。そんな疑問にお答えします。

Q1 なかなか寝つけません！　どうしたらいいでしょうか？

A 寝るだけ整体はあお向けで寝ることがポイントになりますが、慣れていないと最初は違和感《いわかん》があるかもしれません。10分はあお向けを意識し、そのあとは眠りやすい姿勢になって寝てみてください。そして毎晩少しずつあお向けの時間を伸ばしてみてください。

また満腹の状態で寝ると、あお向けを苦しく感じることがあるので、眠る2時間前には食事を済《す》ませ、寝る時の服装は、ゴムの締《し》めつけのゆるいものを選んでください。

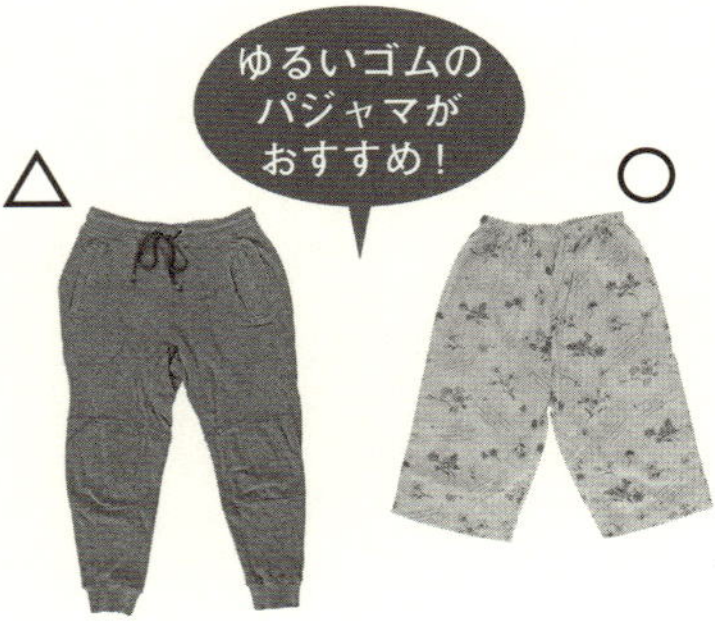

Q2 効果はいつぐらいからあらわれますか？

A 早い人だと、寝るだけ整体のあお向け寝に慣れてから**2週間後には、首や肩が軽くなったといった効果を感じ始めるようです。**時間がかかっても、1カ月後には何かしら変化があると思うので、続けてみてください。

Q3 寝返りは打ってもいいのでしょうか？

A もちろん打ってもかまいません。むしろ、寝返りは体がリラックスして体中の筋肉や関節を緩めるために行っているものですので、無理に止めてしまっては、整体効果が得られなくなってしまいます。寝返りのことを意識せず、眠ってください。

Q4 横向きに寝るのはよくないのでしょうか？

A 寝返りを打って横向きになるのは体が求める自然なことなので、悪いことではありません。ただ、長い時間横向きのまま寝ていると、ゆがみを修正することができません。そして、さらにゆがみを悪化させることもあるので、注意しましょう。

Q5 寝違えたり頭や腰などが痛くなったりした場合は、どうすればいいでしょうか？

A 首の寝違えは、簡単に言ってしまいますと、無理な姿勢を取ることで筋肉に負担をかけることで起こる、首の筋肉痛のようなものです。

寝るだけ整体のあお向け寝は、首や腰に負担をかけないものですし、首からつながる筋肉の緊張による頭痛も寝不足による頭痛も改善が期待できます。

ただ、最初のうちは慣れないため、無意識に体が緊張して、これらの痛みが起こっているのかもしれません。10分あお向けに寝たら、もともとの眠りやすい姿勢になる、ということを毎晩繰り返し、少しずつ慣れるのがいいでしょう。

Q6 枕はなぜ長いほうがいいの?

A 左右に寝返りを打っても、首と頭が枕から落ちないようにするため、整体枕は長めに作ります。枕から頭と首が落ちてしまうと、そのまま枕のない状態で、しかも横向き寝で一晩を過ごすことになりかねません。これは首への負担になります。

Q7 市販の枕でおすすめはどれ?

A 寝るだけ整体の重要なポイントの1つが、本来あるべき首の曲線をサポートしてくれる、正しい枕を使うことです。低反発の枕など人気で評価の高いものがあり、それが最も快適に眠れるということであれば使ってもかまいませんが、やはりバスタオルで作る整体枕が、寝るだけ整体には最適です。

Q8 やってはいけない人はどんな人？

A 寝るだけ整体は安全で効果的な健康法なので、**老若男女すべての人の健康増進に役立つものです。ただし、頭部や首、腰にケガがあって治療の最中であったり、頭部や腰以外でも、腹部や脚などの手術を受け、主治医から寝姿勢に関して指示を受けている人は、主治医《しゅじい》に相談してから行いましょう。**

また、首などに骨そのものの変形などがある場合、寝るだけ整体が刺激となってしまうことがまれにあります。痛みなどの強い違和感があったらすぐにやめてください。

Q9 病院にかかっていますが、やってもOK？

A 基本的に寝るだけ整体は病気の治療を邪魔するものではありません。むしろ、姿勢や骨格だけでなく、**自律神経の働きを整えるので、高血圧や高血糖などの生活習慣**

病や婦人科の症状改善の後押しが期待できます。もし、睡眠に関する指導を受けている場合は、主治医に相談してから行ってください。

Q10 **ゆがみが直ったか確認したいのですが、方法は？**

A 睡眠が深くなり、痛みも少しずつ改善していれば、それは改善してきている1つの目安です。写真のように、壁に背中をつけてまっすぐに立ち、あごを少し引く姿勢をとってみてください。後頭部と肩、かかとが壁についたら、骨格のゆがみのない理想的な姿勢で立っていることになります。

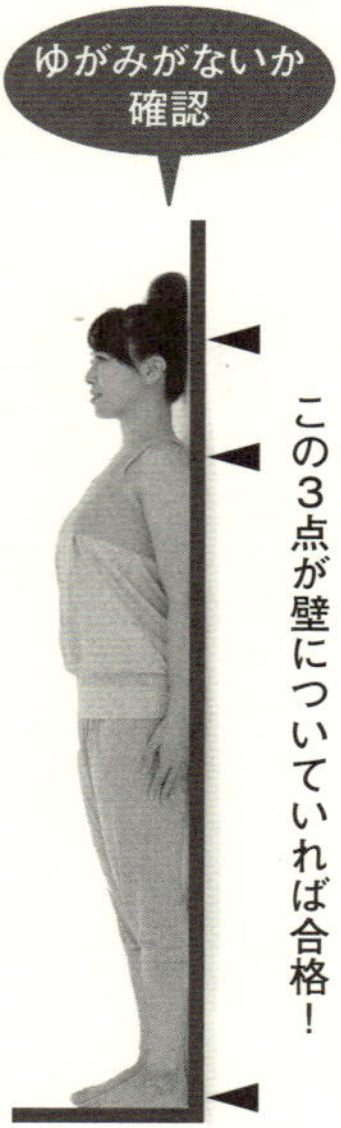
ゆがみがないか
確認
この3点が壁についていれば合格！

Q11 **夜だけではなく、昼寝のときも寝るだけ整体を行ってもいいでしょうか？**

A ぜひ、積極的に行ってください。昼間は、仕事や家事をしたり、テレビを見たりしている間に、つい猫背などの悪い姿勢をとりがちです。**この悪い姿勢による骨格のゆがみのくせを、昼間の数分でも正すと、夜の間の寝るだけ整体の効果は飛躍的《ひやくてき》に高まります。**

ただし、昼寝は睡眠不足の場合を除いては30分以内がおすすめ。寝るだけ整体をやるやらないにかかわらず、それ以上眠ると、睡眠のリズムが狂ってしまうからです。

Q12 日中、注意することは？

A 私たち人間の体は、座った姿勢を続けていると猫背になりやすい構造になっています。長時間、座り姿勢が続くと骨格に悪い姿勢をくせづけしてしまうので、避けましょう。1時間おきに、5分程度体を伸ばしたり腰を回したりして、筋肉を緩ませましょう。

また、立ったり歩いたりすることが多い人は靴に注意を。高いヒールもよくありませんが、ペタンコ靴も骨盤のゆがみを招く反りひざになりやすいのです。靴はできる範囲でいいので、かかと1〜2センチの高さのものを選びたいものです。

おわりに

これまでスポーツ選手や芸能人も含めて、のべ6万人の方の治療を行い、喜びの声をいただいてきました。

「何をやっても痛みがとれなかったのがウソのよう。先生、本当にありがとうございました」

施術《せじゅつ》後、患者さんからこのような言葉をいただくと、治療家としてはとてもうれしい気持ちになります。まだ新人だったころは、有頂天にさえなったほどです。

実際に施術終了後は、すっかりゆがみがとれ、筋肉と骨格の状態がスッキリと整った状態です。けれども、2週間、1カ月後にお会いすると、当然ですが前回施術後の状態ではありません。

「また、お仕事で無理をされましたか」

さりげなく聞いてみると、ほとんどの患者さんが、どれだけ忙しかったかというお話をされます。
現代人の忙しさ、生活習慣の乱れ、そして姿勢の乱れ。すぐれた治療をもってしても、これらを追い越すことはなかなか難しい。もっと頻繁《ひんぱん》に施術をと言いたいところですが、忙しいなか週1～2回が精いっぱいだということはわかっています。

それならば、どうしたらいいのか――自分でできる、しかも間違いなくできるセルフメンテナンスをして、日々の疲労やゆがみを、可能な限り解消していただくこと。そう思って、これまで数々のメンテナンス法を考案しました。

そのなかで、最も効果的だと確信したのが、今回紹介させていただいた「寝るだけ整体」なのです。

私はこれまで、自分が学んできた各種整体やカイロプラクティック、マイオセラピーやキネシオテーピングといった治療法を研究・分析し、現在の治療体系を作りあげてきました。寝るだけ整体にも、これらの治療法のエッセンスがちりばめられていることは言うまでもありません。

とくに寝るだけ整体がすぐれているのは、寝ている間の時間がすべて自己回復に使われるということ。例えば、睡眠時間が6時間の人がいるとしましょう。6時間も施術をし続けられる治療家はいません。

そして、この点にも注目していただきたいのですが、寝ている間は、自律神経のうちのリラックス状態を司る副交感神経が優位になります。この**副交感神経優位の状態の体に治療を行うことは、効果を何倍にも引き上げることになる**のです。

私は、神戸で生まれて育ちました。ふるさとには人一倍愛着があります。仕事で東京に来ることも多いのですが、これからもしっかり地元に根付いた治療活動を行っていきたいと考えています。

この「寝るだけ整体」は大変に画期的で効果的な健康法。ぜひ活用いただき、あなたにも自分の体がいい方向に変わる楽しさを体験してほしいと心から願っています。

6万人の患者が改善! 腰痛・肩こり・頭痛を解消

寝るだけ整体

発行日 2017年11月24日 第1刷
発行日 2018年2月23日 第4刷

著者 田中 宏

本書プロジェクトチーム
編集統括 柿内尚文
編集担当 加藤紳一郎
デザイン 轡田昭彦+坪井朋子
編集協力 小林佑実、満利江
モデル Yuco
撮影 岡戸雅樹
イラスト ガリマツ
校正 東京出版サービスセンター
営業統括 丸山敏生
営業担当 石井耕平、戸田友里恵
プロモーション 山田美恵、浦野稚加
営業 増尾友裕、池田孝一郎、熊切絵理、甲斐萌里、大原桂子、網脇愛、川西花苗、寺内未来子、櫻井恵子、吉村寿美子、田邉曜子、矢橋寛子、大村かおり、高垣真美、高垣知子、柏原由美、菊山清佳

編集 小林英史、舘瑞恵、栗田亘、辺土名悟、村上芳子、中村悟志、堀田孝之、及川和彦
編集総務 千田真由、髙山紗耶子、髙橋美幸
講演・マネジメント事業 斎藤和佳、高間裕子
メディア開発 池田剛、中山景
マネジメント 坂下毅
発行人 高橋克佳

発行所 株式会社アスコム

〒105-0003
東京都港区西新橋2-23-1 3東洋海事ビル
編集部 TEL:03-5425-6627
営業部 TEL:03-5425-6626 FAX:03-5425-6770

印刷・製本 株式会社光邦

Printed in Japan ISBN 978-4-7762-0970-6

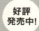

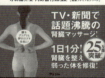

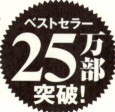

6万人の患者が改善！

「腰痛・肩こり・頭痛を解消
寝るだけ整体」

の電子版がスマホ、タブレットなどで読めます！

本書をご購入いただいた方はもれなく本書の電子版をスマホ、タブレット、パソコンで読むことができます。

アクセス方法はこちら！

下記のＱＲコード、もしくは下記のアドレスからアクセスし、会員登録の上、案内されたパスワードを所定の欄に入力してください。
アクセスしたサイトでパスワードが認証されますと電子版を読むことができます。

https://ascom-inc.com/b/09706

※通信環境や機種によってアクセスに時間がかかる、もしくはアクセスできない場合がございます。
※接続の際の通信費はお客様のご負担となります。